女性のための

おしり読本

痔のセルフケアから治療まで

はじめに

この本を手に取ったあなたは、おしりにトラブルを抱えながら人知れず悩んでいるのではないでしょうか。おしりのトラブルの代表である痔は、日本人の3人に1人がその持ち主といわれるほどポピュラーであり、女性にも多い病気です。ところが、とくに女性は、気恥ずかしさからだれにも相談できず、痔の症状があっても放置してしまったり、自己流の誤った対処法でやり過ごしてしまったりして症状が悪化してしまいがちです。

私は、大腸肛門病の専門医として、40年以上、多くの患者さんの痔の治療や手術を行ってきました。社会保険中央総合病院（現・JCHO東京山手メディカルセンター）で副院長・大腸肛門病センター長を務めたあと、東京・銀座に私個人の診療所を開設し予約制で患者さんを診察しています。私の診療所でも女性の患者さんは少なくありません。日々大勢の患者さんたちを診察していて実感するのは、女性たちが生き生きと快適に生活するためにも「女性の方々にも、もっと痔のことやおしりのケアについて、正しい知識を持っていただきたい」ということです。

この本では、痔のセルフケアや応急処置の仕方、女性が痔になる原因、そして肛門科での診察について、女性の痔のケアの手引きになる情報をまとめました。また、現在、薬局・薬店で販売されている市販薬のリストと市販薬とのつきあい方も掲載していますので、ぜひ参考にしてください。

もしかしたら、「痔を治すには手術しかないのではないか」と思い込んでいる方もいるかもしれませんが、ほとんどの痔は薬による治療や生活習慣の見直しで改善します。市販薬とのつきあい方やセルフケアについて正しい知識を得ていただくと同時に、どんなときに医療機関へ行ったほうがいいのかも知っておいてほしいと考えています。

人生100年時代。もっと女性たちが元気で生き生き活躍するためにも、痔の症状を上手にコントロールして、おしりのトラブルを防ぎましょう。

岩垂純一診療所

岩垂純一

もくじ

第3章 病院へ行かずに痔は治せる？

第4章　こんなときは病院へGO！

第5章 病院ではどんな治療をするの？

第6章 どうして痔になるの？

第7章

治ったあとも油断は大敵

―痔を再発させないための予防法―

第8章 病院はどうやって探すの？ ―病院選びのアドバイス―

第9章 痔に関するQ＆A

第1章

恥ずかしい、でも治したい女性の方々へ

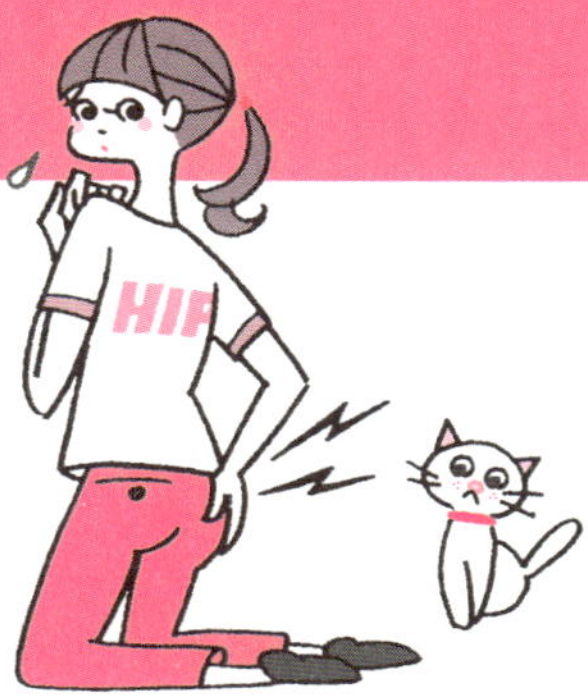

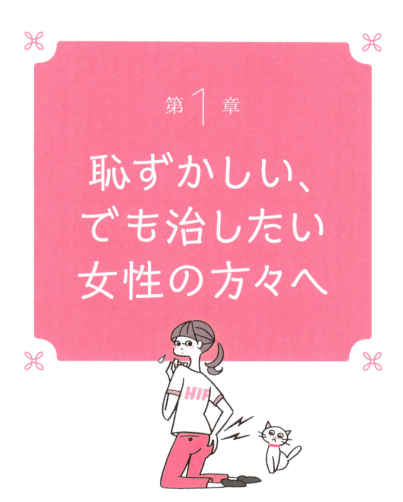

10代から高齢者まで！女性にも多い病気「痔」

「おしりが切れて排便のときに痛い」「排便のあと、おしりから何か飛び出している」「おしりから膿《うみ》のようなものが出る」――。この本を手に取ってくださったあなたは、このようなトラブルを抱えて困り、それでも何とか治したいと思っていらっしゃるのではないでしょうか。

女性の中には、「もしかしたら、痔かもしれない……」と思いながら、恥ずかしくてだれにも相談できず、ネットで検索し、重大な病気かと思い悩み、症状があっても耐え忍んでいる方が少なくないのではないでしょうか。中には、「おしりが気になって仕事に集中できない」「痔が恥ずかしいから温泉に入れない」「おしりのトラブルが気になるから旅行にも出かけられない」など、おしりのトラブルのために生活の質が低下してしまっている方もいます。

おしりの代表的なトラブルである痔は、だれでもなる可能性のある病気です。「痔はおじさんの病気」と思い込んでいる人もいるかもしれませんが、**実は痔の発生率に男女差はありません。**

なりやすい痔の種類は男性と女性とでは多少異なるものの、痔はおじさんだけ、あるいは男性だけがなる病気ではないのです。

10代、20代、30代といった若い方から高齢者までさまざまな年代の女性が、痔などおしりのトラブルを抱えています。とくに女性は、性ホルモンの影響で便秘になりやすく、妊娠・出産によって痔を発症したり、もともとあった痔が悪化したりするなどおしりのトラブルを起こしやすい傾向があります。

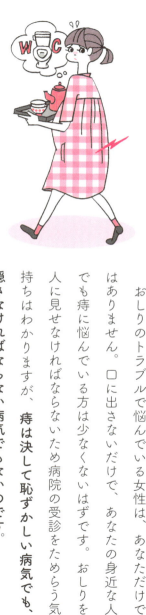

おしりのトラブルで悩んでいる女性は、あなただけではありません。口に出さないだけで、あなたの身近な人でも痔に悩んでいる方は少なくないはずです。おしりを人に見せなければならないため病院の受診をためらう気持ちはわかりますが、**痔は決して恥ずかしい病気でも、隠さなければならない病気でもないのです。**

痔になるのは現代人の宿命です

多くの人が痔に悩まされているのは、遠い昔、ほかの動物と同じように4本足で歩いていたはずのわれわれの祖先が、2本足で立つようになったときからの宿命のようなものです。4本足で歩く動物は、心臓とおしりがほぼ同じ高さですが、2本足で立ったり動いたりする**人間は起きている間は、おしりが心臓よりも低い位置にあり、おしりに血液がうっ血しやすい状態になっています**。うっ血というのは、本来心臓に戻っていくはずの血液が静脈に滞ってしまった状態です。

以前はこのうっ血が痔の大きな要因と考えられていました。もちろんそれも一因ですが、研究が進み、おしりにさまざまな負担がかかることで便やガスのもれを防いでいる肛門のクッション部分が飛び出し、痔を発症することがわかってきています。その負担の大きな要因が、便秘や下痢です。

現代は、座っている時間が長く、運動不足だったり食事が偏ったりしやすく、痔の原因である便秘になりやすい環境がそろっています。食事の偏りというのは、具体的には主に食物繊維の不足です。やせたいと思って食事を減らす女性は、食物繊維など排便をスムーズにする栄養素が不足しがちです。ストレスが原因で下痢や便秘を繰り返し、それが痔の原因になってしまう場合もあります。もしかしたら、**あなたの生活習慣、排便習慣が痔を育てているのかもしれません。**

痔への対処法、応急処置の仕方や受診のタイミング、女性が痔になる原因やその症状について、これから順を追って詳しく解説していきたいと思います。

痔と向き合って、痔をコントロール

「おしりを人に見せるなんて……」と恥ずかしさからなかなか病院に行けないという女性の気持ちはわかりますが、痔の悩みを解消したいのであれば、おしりから目をそむけたり自己流の方法で対処したりせずに、この本を参考に正しい知識を身につけ、痔という病気と向き合うことが大切です。

痔は命に関わることのない良性疾患ですが、まれではあるものの、痔の種類によっては放置するとがん化してしまうケースもあります。そして、命に関わらないとはいっても、多くの場合、放っておいても治る病気ではありません。

ある意味でやっかいな病気ですが、痔の発生場所であるおしりは、からだにとって不要なものを体外へ排泄《はいせつ》する役割を果たす大事な器官です。毎日のように便が通る場所ですから、何もしないでいると多くの場合は悪化して耐え難い痛みが出たり、排便に時間がかかるようになったりして、生活に支障が出る度合いが高まってしまいます。

ぜひ、この本を参考に、**痔の症状を改善し、悪化したり再発したりしないようにコントロールしてください。**

本来は「痔を治してください」と言いたいところですが、ここで「コントロール」という言葉を使ったのには理由があります。痔は多くの場合、慢性病であり、専門医の私が言うのも変ですが、おそらくどんな名医にかかったとしてもすっきりと完全に治すのは難しいからです。

　一方で、単に病変を手術で取り除けばいいという病気でもありません。過去にはほとんどの痔を手術で治そうとしていた時代もありますが、近年は、**できるだけ手術をせずに薬や生活指導などによる保存療法で治療**するようになっています。そして、それほどひどくなければ、第3章で紹介するセルフケアや市販薬によって痔をコントロールすることもできます。ですから、それほどひどくならないうちに痔を改善し、おしりをケアする方法を身につければ、ほとんど自覚症状のない状態に戻すことは可能です。

　ただし、医療機関を受診して、手術など専門的な処置が必要なケースもありますので、そこを見極める目も養ってください。加えて、肛門科は決して恥ずかしいところでも怖いところでもないことも知ってほしいと思います。

　おしりは便の通り道です。食べ物が入る口は毎日歯磨きをして、むし歯や歯周病を予防するのと同じように、出口であるおしりもしっかりケアすることが大切です。女性の方々が、毎日、顔をきれいに洗い、お化粧をするのと同じように、おしりにも少し目を向けてほしいのです。

　ある意味、痔は糖尿病のような生活習慣病とも似ています。詳しくは第7章で紹介しますが、痔を悪化させない生活習慣や排便習慣を身につけ、上手におしりのケアをして症状が出ないように痔とうまくつきあうことが重要なのです。

第2章

あなたの痔はどのタイプ?

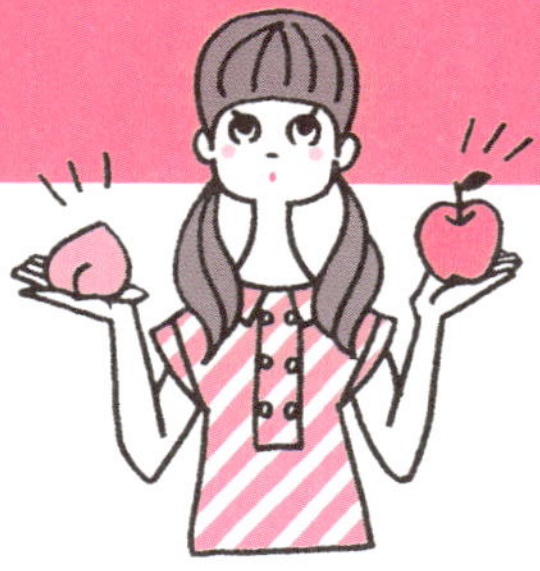

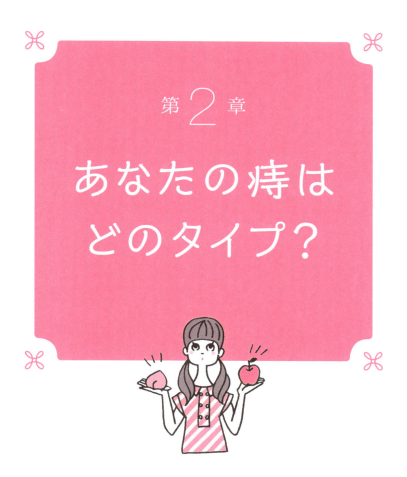

痔のタイプは大まかに3つに分けられます

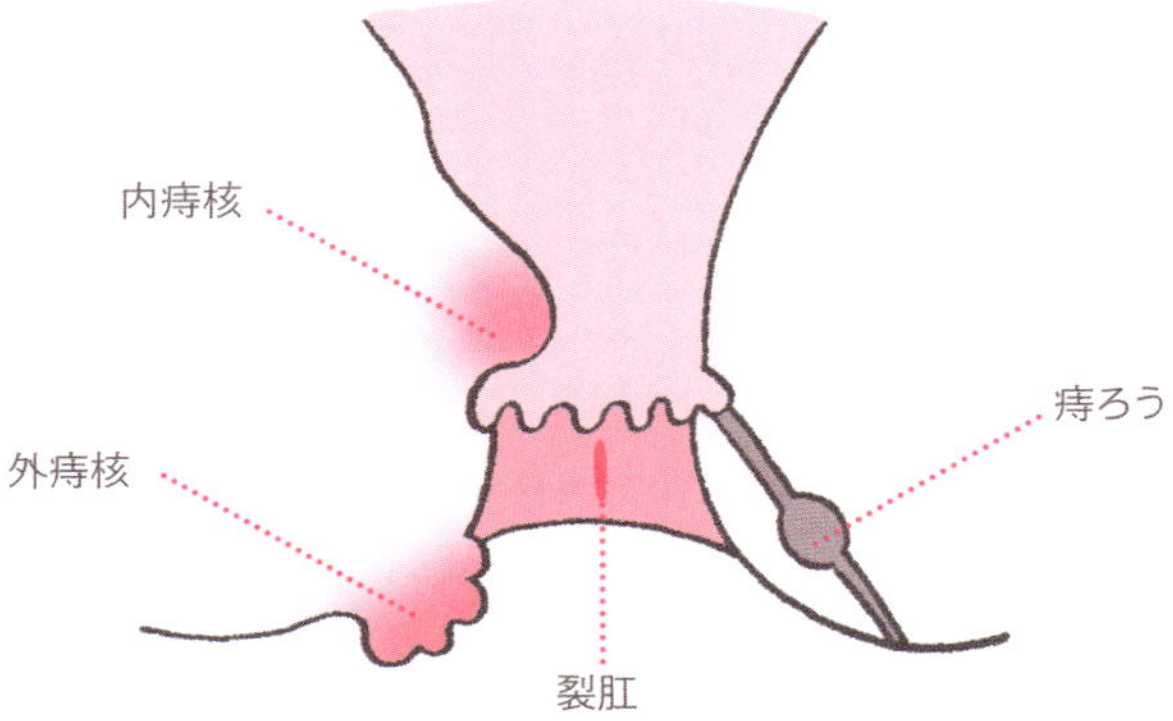

痔は、肛門とその周辺の病気の総称です。だれでもなる可能性があり、**「日本人の3人に1人が痔主《じぬし》（痔の持ち主）」**といわれるほど、身近な病気です。その9割を占めるのが、痔の3大疾患である**痔核《じかく》**（**＝いぼ痔**）、**裂肛《れっこう》**（**＝切れ痔**）、**痔ろう**（**＝あな痔**）です。

それぞれの病気についてはこれから詳しく説明しますが、男女ともっとも多く、痔の半数を占めるのは痔核《じかく》です。痔核《じかく》は、肛門を閉じる役割を果たしているクッション部分が腫れて大きくなった病気です。女性の場合、2番目に多いのは、硬い便や下痢によって肛門が切れる裂肛《れっこう》。3番目は、おしりに穴ができ

あなたの痔はどのタイプ？ チェックリスト

□排便後、肛門からいぼのようなものが飛び出す
□排便時に血が出る
□排便後に残便感がある
□排便時に痛みがある
□肛門が腫れて痛みを伴う

痔核の可能性大
▼
29ページへ

□排便時、トイレットペーパーに血がつく
□排便後にジーンとした鈍い痛みがある
□肛門の辺りが切れて傷がある
□便に鮮血がついていることがある

裂肛の可能性大
▼
40ページへ

□おしりの皮膚からじゅくじゅくした汁が出る
□おしりにトンネルのようなものができて固くふれる
□おしりが熱感をもって腫れて痛い
□排便とは関係なく、座るとおしりが痛い

痔ろうの可能性大
▼
46ページへ

て膿《うみ》が出る**痔ろう**です。男性の場合は2番目と3番目が逆になります。

あなたの痔はどのタイプでしょうか。「もしかして痔かもしれない」と思っている人は、上のチェックリストで心当たりのある症状をチェックしてみましょう。

知っておきたいおしりの構造と肛門の働き

私たちのおしりは、意外と複雑な構造をしています。痔について理解するために、まずはおしりの構造について知っておきましょう。

便の出口であるおしりの穴は、通常は肛門と呼ばれますが、専門的には**肛門管**ということもあります。普段、あまり注目されることのない肛門は、便を外に排出するためになくてはならない部位です。

肛門は体内に向かって肛門上皮と呼ばれる皮膚で覆われており、その奥には直腸があります。直腸と肛門のつなぎ目は歯のようにギザギザしているので、**歯状線**《しじょうせん》と呼ばれています。歯状線は、いわゆるおしりの穴の入り口である肛門の縁から約2cm奥にあり、腸と肛門をつないでいます。

歯状線には**肛門陰窩**《いんか》というひだのような小さなくぼみが6～15個あります。肛門陰窩は、粘液を出す肛門腺とつながっています。歯状線のすぐ上には、動脈や**静脈叢**《じょうみゃくそう》という細い血管が網の目

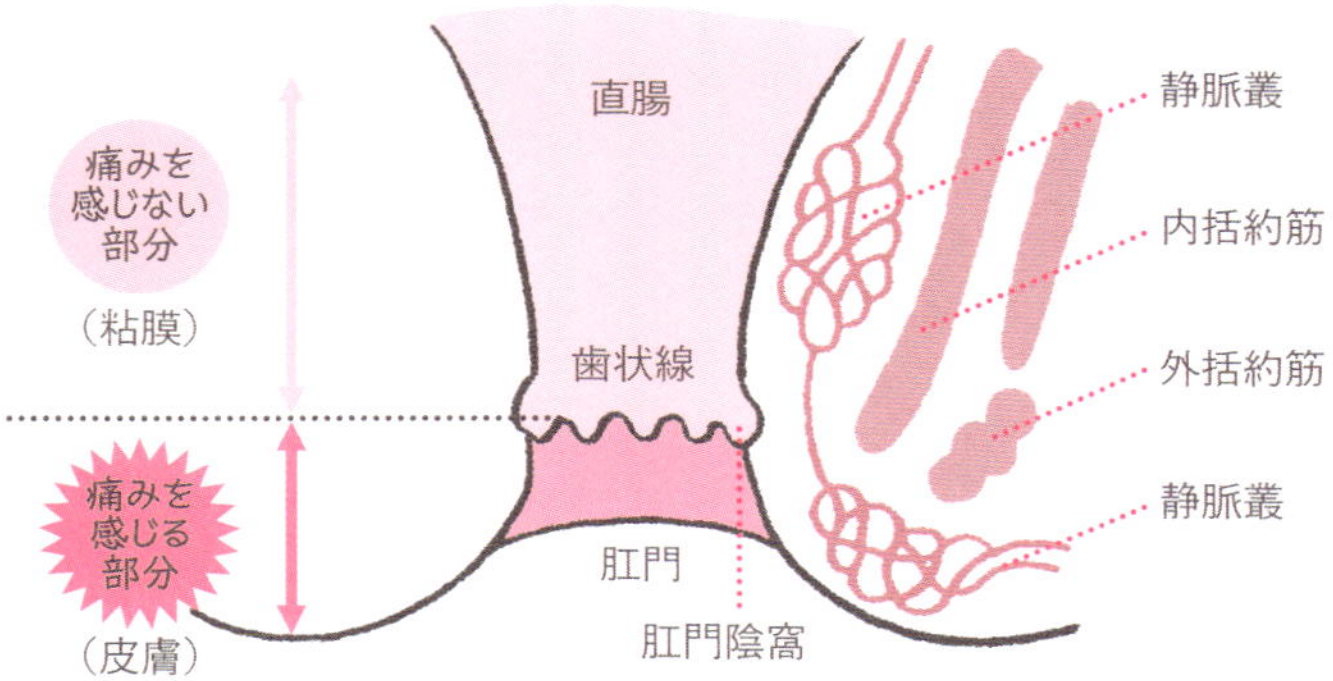

のように走っています。

口から食道、胃、結腸、直腸までの消化管は、粘膜《ねんまく》で覆われた1本の長い管です。これに対し、肛門は顔や腕などの皮膚と同じ肛門上皮で覆われ、簡単にはウイルスや細菌が侵入しないような仕組みになっています。歯状線を境に、肛門上皮と直腸では性質が変わります。**まったく性質が異なる皮膚と腸という臓器がつながっている場所であるだけに、肛門周囲はデリケートでトラブルが起きやすいのです。**

肛門上皮と直腸とで大きく異なるのは、痛みの感じ方です。歯状線より下の肛門には、静脈叢という細い血管が網の目のように走っていて、その周辺には痛みを感じる知覚神経がありま す。これに対し、直腸の粘膜にも静脈叢はありますが、知覚神経はありません。そのため、**歯状線より下側の肛門上皮に傷が**

つくと強い痛みを感じますが、直腸に傷がついて出血したとしても痛みは感じないのです。

また、直腸が出血しやすいのに対し、肛門上皮で覆われている部分は粘膜に比べると出血しにくい構造になっています。

便やガスのもれを防ぐおしりの筋肉

肛門と直腸は、**内肛門括約筋**《ないこうもんかつやくきん》と**外肛門括約筋**《がいこうもんかつやくきん》と呼ばれる2種類の筋肉に囲まれています。内肛門括約筋は、肛門の内側に走る筋肉で、自律神経の働きで調節され肛門を閉じたり開いたりしています。おしりの穴が通常は閉じていて、便やガスがもれないようになっているのは、この内肛門括約筋の働きによるものです。ただし、内肛門括約筋は、自分の意志で動かしたり鍛えたりはできません。

内肛門括約筋の外側には、外肛門括約筋があります。外肛門括約筋は、手や足の骨格筋と一緒

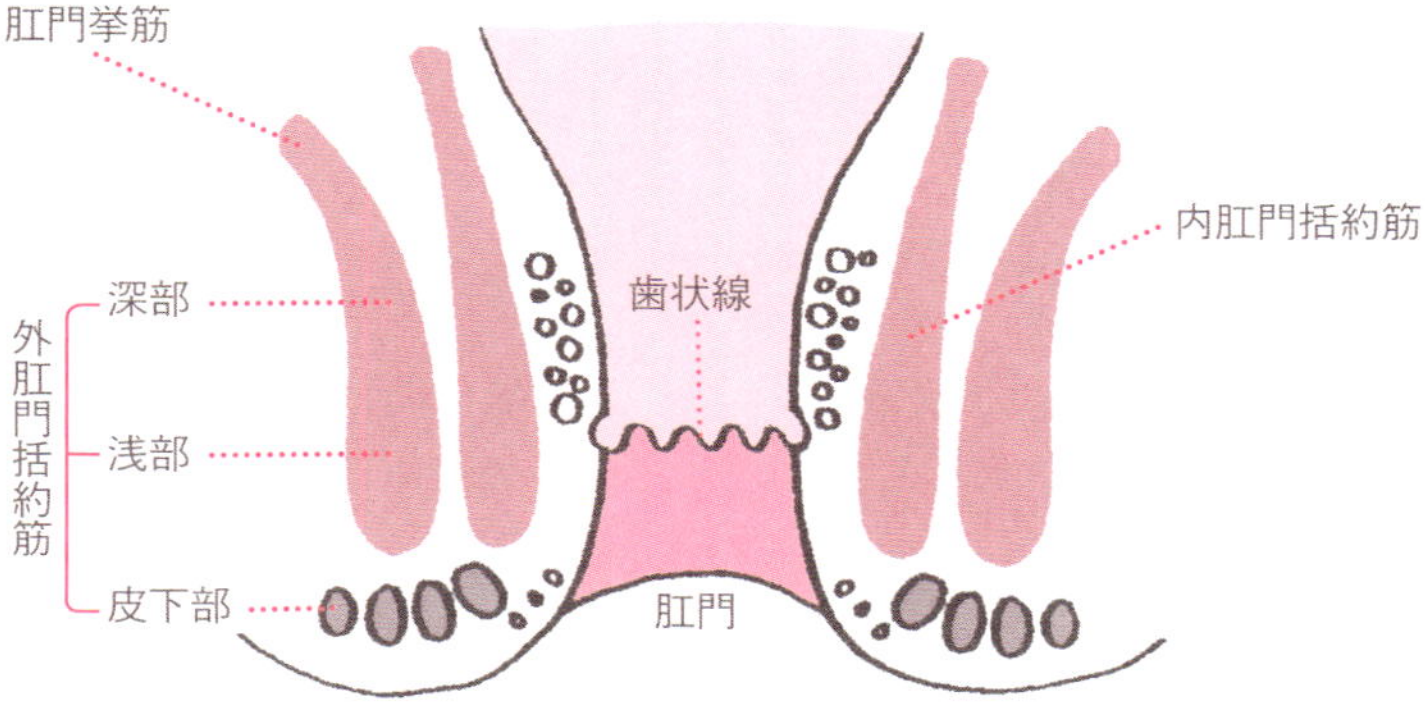

で、自分の意志で動かすことができます。便意を感じたりおならが出そうになったりしたとき、おしりの穴をぐっと締めてがまんすると思いますが、このとき意識的に動かしているのが外肛門括約筋です。

肛門上皮は、便とガスを識別するセンサーのような働きをしています。食事をとってから4〜6時間たつと、胃で消化され小腸で栄養分を吸収された食べ物は水分を多く含んだ状態で結腸に到達します。大腸の中を移動する間に水分が吸収されて固形状になっていきます。再び胃に食べ物が入ると、胃から大腸へ動くように指令が行き、大腸に強い**ぜん動運動**が起こり直腸へ便が送られます。直腸に便が到達すると、直腸の壁にある知覚神経が刺激され、大脳に便意が伝わります。

こうして排出可能な環境が整うことで、便意をもよおすのです。

トイレに座っていきむと腹圧が上がって内肛門括約筋が広がり、その後、外肛門括約筋がゆるんで、便が体外へ排出されます。これが排便の仕組みです。

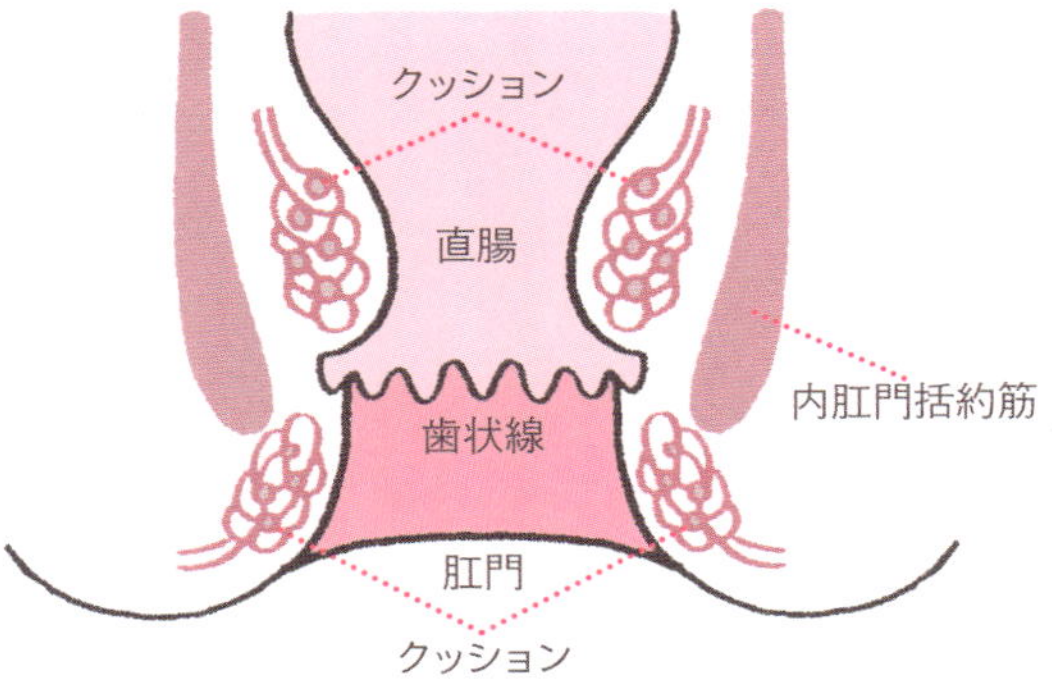

だれにでもある肛門のクッションって何？

内肛門括約筋《ないこうもんかつやくきん》と、直腸粘膜《ねんまく》・肛門上皮の間には、筋繊維、動脈、静脈叢《じょうみゃくそう》という血管が網の目のようにたくさん集まった部分があり、**肛門のクッションのような役割を果たしています。**肛門は内肛門括約筋と外肛門括約筋《がいこうもんかつやくきん》の力で通常は閉じていますが、それだけではほんの少しすき間ができてしまいます。そのすき間を埋めているのが、この肛門のクッション部分です。

肛門のクッション部分はおしりの小さなすき間を埋めて、便や

ガスのもれを防いでいます。おなかの調子が悪く下痢便ややわらかい便になることはだれにでもありますが、もしも肛門に小さなクッション部分がなければ便がもれてしまい下着を汚してしまうことになります。肛門のクッション部分はだれにでもあり、なくてはならないものなのです。

一番多い「痔核」には、どんな症状があるの？

日常生活でおしりに負担がかかっていると、肛門のクッション部分を支えている組織、支持組織が伸びたりちぎれたりしてクッション部分自体が大きくなってきます。クッション部分には血管が集まっていますから、日常生活の負担により、うっ血をきたし、より大きくなり、出血したり、肛門の外へ飛び出たりしてしまいます。これが、女性にも男性にももっとも多い**痔核《じかく》**です。

痔核《じかく》になる主な原因は便秘です。硬い便を出すために必死にいきんだことなどが引き金となり、肛門周辺の血液の循環が滞りうっ血することによって、出血や痔核《じかく》の脱出が起こります。便秘がちな女性はとくに注意が必要といえます。

前述のように、直腸と肛門は歯状線《しじょうせん》を境に分かれますが、クッションは、直腸側にも肛門側にもあります。直腸側のクッションが大きくなったものを**内痔核《ないじかく》**、肛門側のクッションが大きくなったものを**外痔核《がいじかく》**と呼びます。痔核《じかく》のうち、治療で問題となることが多いのは内痔核《ないじかく》です。そのため、一般的に痔核《じかく》といえば、内痔核《ないじかく》のことを指します。

私たち人間は寝ているとき以外、心臓が上、おしりが下にあって、とくに座っているときはおしりに血液が滞りやすくなります。もともと肛門にはクッションがあるので、重力によりそれが大きくなって痔核《じかく》ができやすくなるのは、二足歩行となった人間の宿命です。座ることの多い現代人は100パーセント避けることはできないのです。

歯状線より上の直腸には知覚神経が通っていないので、内痔核《ないじかく》ができたとしても痛みを感じることはありません。そのため、内痔核《ないじかく》が大きくなってひどく出血したり、肛門から出てきたりするまで気づかない人が多いのが特徴です。一方、外痔核《がいじかく》が問題になるのは、肛門側のクッションに血のかたまり（血栓）ができる「**血栓性外痔核《けっせんせいがいじかく》**」になったときで、おしりが腫れて強い痛みを感じます。

「内痔核」の進行は、Ⅰ度からⅣ度まで

内痔核《ないじかく》は、心臓から酸素や栄養を送る動脈が通っているところにできます。直腸のおなか側の上の部分（おへその下）を時計の12時とすると、3時、7時、11時にあたる部分に太い動脈が走っていて、この3カ所が内痔核《ないじかく》のできやすい部分になります。また、1時と5時に相当する部分にも枝分かれした動脈が走っており、ここに内痔《ないじ》核《かく》ができる場合もあります。内痔核《ないじかく》は、1個だけのこともあれば、最大5個まで、複数できる人もいます。しかし、肛門の奥の直腸のことですので、もちろん、内痔核《ないじかく》の存在や位置を確か

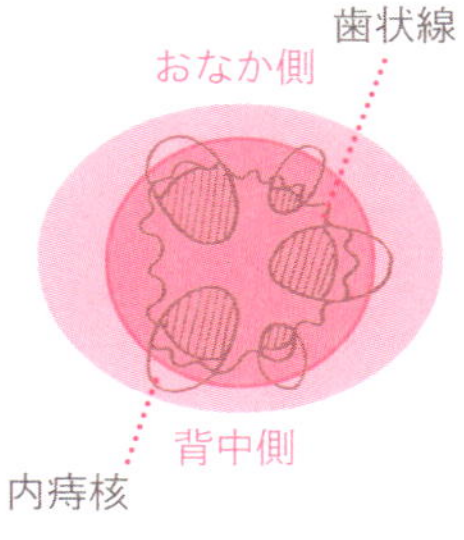

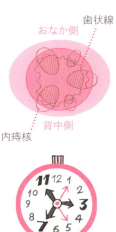

3時、7時、11時の位置
に内痔核はできやすい

めることはできません。
内痔核《ないじかく》は、肛門からどの程度痔核《じかく》が飛び出しているか、その**脱出の程度によって、Ⅰ度からⅣ度までの4段階に分類**されます。良性の病気なので命に関わることはありませんが、初期の段階がⅠ度で、数字が大きくなるほど重症です。

Ⅰ度は、直腸の中に痔核《じかく》ができてふくらんでいるだけで、外へ飛び出すことはない状態です。ただしⅠ度でも、突然、出血する場合があります。直腸粘膜《ねんまく》にあるクッションは、大きくなっても痛みが出ないので、自分では気づきません。ところが、クッション部分には動脈と静脈の細い血管が集まっているので、便が通過するときにこすれると出血しやすいのです。

出血は、トイレットペーパーにちょっとだけつく程度から、ポタポタと血液が滴り落ちたり、シューっと勢いよく血が噴き出したりするくらい激しいものまで、人によってさまざまです。実際には、内痔核《ないじかく》が大きくなっているから出血するのですが、痛みもないので、突然、おしりから出血したように感じ、あわてる人も少なくありません。

Ⅱ度は、便をするときに痔核《じかく》が外へ飛び出すことはあっても、自然にもとに戻る状態です。Ⅰ

度かⅡ度くらいの内痔核《ないじかく》があっても、とくに痛みや出血などの症状がなければ放っておいて大丈夫ですが、毎日の生活の中で、それ以上、内痔核《ないじかく》を育てないようにしましょう。

Ⅲ度になると、排便時に痔核《じかく》が肛門の外へ飛び出し、自分の指で押し込まないと、もとに戻らなくなります。さらに痔核《じかく》が大きくなって**Ⅳ度になると、指で必死に押し込もうとしてももとに戻らず、おしりの外に内痔核《ないじかく》がずっと出ている状態**になります。

Ⅲ度の段階でも、排便のあと、脱出したものを押し込むのは結構たいへんな作業です。肛門から脱出した痔核《じかく》は空気が入って風船のようにふくらんでしまうので、空気を抜くようにしながら、ちょっとずつ戻していかなければなりません。痔核《じかく》が複数あるときには、とても時間がかかります。おしりをきれいにするのも手間がかかるので、排便すること自体を苦痛に感じる人もいます。

出血したときや肛門から何か出てきたときの「応急処置の仕方」は、第3章で詳しく説明します。

やっかいなのは、内痔核《ないじかく》が大きくなってくると、排便したあとに、何となくまだおしりに便が残っていてすっきりしないような残便感が生じることです。私たちの脳は、便が肛門付近まで到達したときに、「排便したい」と指令を出します。ところが、内痔核《ないじかく》が大きくなると、いきんだ

分類		主な症状		主な治療法
内痔核	Ⅰ度	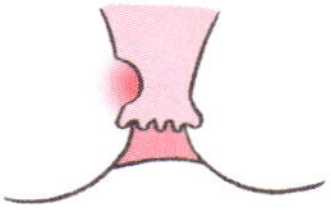	●痔核の脱出はない。 ●痛みはなく、排便時に鮮血が出ることが多い。	保存療法
内痔核	Ⅱ度	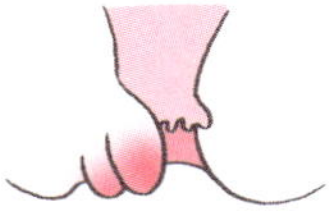	●排便時に脱出するものの、自然に戻る。	保存療法 外来処置
内痔核	Ⅲ度	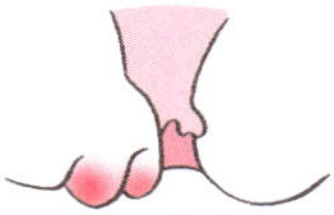	●脱出して、指で押し込まないと戻らない。	手術療法
内痔核	Ⅳ度	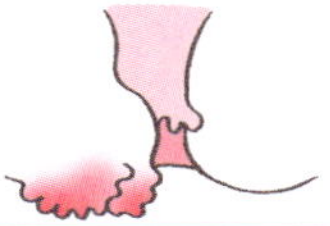	●指で押し込んでも戻らず、出たままの状態となる。 ●粘液がしみ出て下着が汚れる。	手術療法
激しい痛みを伴う痔核	血栓性外痔核	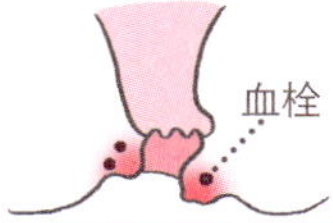	●肛門の周囲に血栓(血のかたまり)が作られたもの。 ●皮膚が破れて出血することがある。	保存療法
激しい痛みを伴う痔核	嵌頓痔核	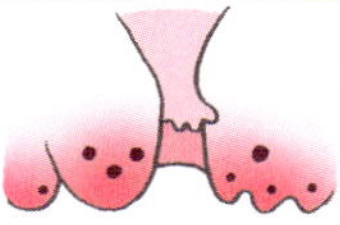	●痔核内に血栓が多くでき、嵌頓状態(脱出して腫れ、もとに戻らなくなる)となったもの。	保存療法

ときにうっ血して、より大きくなってしまいます。そうすると便が全部出ても大きくなった内痔核《ないじかく》を「まだうんちがある」と勘違いして脳に指令を送り続けてしまうのです。

　便は出つくしているのでいくらいきんでも出ませんが、残便感があるために、トイレに30分以上座り続けてしまう人もいます。そういう人は、いきむたびに痔《じ》核《かく》を少しずつ大きく育てているようなものです。トイレでいきんである程度便が出たら、少し残っていると感じても、思い切って立ち上がりトイレから出るようにしましょう。

痛みがあるのは「血栓性外痔核」「嵌頓痔核」

これまで痔の症状のなかった人が突然、おしりが腫れて強い痛みを感じるようなときは、**血栓《けっせん》性外痔核《せいがいじかく》**の可能性があります。血栓性外痔核《けっせんせいがいじかく》は、歯状線《しじょうせん》より下の肛門の静脈叢《じょうみゃくそう》（血管が網の目のように集まっている部分）に血豆のような血のかたまり（血栓）ができてしまったものです。それまで何も前兆がなかったのに、突然、血豆ができて、飛び上がるような激痛を感じます。

血栓性外痔核《けっせんせいがいじかく》ができる原因は、便秘で強くいきんだり、激しい運動をしたり重いものを持ったり、アルコールを飲み過ぎたりしたときに、静脈叢の中の細かい血管が破けて出血して固まってしまうことです。痛覚のある皮膚の下に突然できるので激しい痛みが出ます。非常に小さなものから直径2㎝くらいあるものまで大きさはさまざまです。通常は1個ですが、一度に2個できる患者さんもいます。

血栓は、心臓や脳、脚の血管などにできたら大ごとですが、おしりにできる分には命に関わることはありません。座るのも痛いので、あわてて医療機関に駆け込む人が多いのですが、実は、専門的な治療をしなくても治る場合がほとんどです。まずは、座る時間を少なくし、おしりに血液が滞らないようお風呂などでおしりを温めましょう。

内痔核《ないじかく》が脱出するようになってしまうと、肛門側にあるクッション部分も大きくなって**外痔核《がいじかく》**を伴います。内痔核《ないじかく》と外痔核《がいじかく》が一つのかたまりのようになった状態を**内外痔核《ないがいじかく》**と呼びます。直腸粘膜《ねんまく》の内痔核《ないじかく》も一緒に出てくるので、まるで、**肛門が裏返って飛び出したような感じ**になります。

通常、内外痔核《ないがいじかく》は痛みを伴わないので、排便習慣の見直しや市販薬などのセルフケアで様子をみても大丈夫ですが、直腸粘膜のねばねばした粘液が出て、下着を汚してしまうこともあります。脱出により日々の生活に負担がかかるようなら、治療を考えるようにしましょう。

一方、内外痔核《ないがいじかく》の中に血のかたまりがたくさんできて腫れ、肛門の中に戻らなくなることがあります。少し言葉が難しいのですが、これを**嵌頓痔核**《かんとんじかく》と呼びます。嵌頓《かんとん》とは、臓器が外に出てきて戻らなくなった状態のことを示す言葉です。血栓が多数できて大きくなり肛門の外に出っぱなしとなった内外痔核《ないがいじかく》が、肛門括約筋《こうもんかつやくきん》で締められて、より悪化する場合もあります。親指くらいの大きさから、直径5㎝くらいに大きく腫れることもあります。

嵌頓痔核《かんとんじかく》は血豆ができている状態なので激しく痛みます。この場合は放っておかずに、できるだけ早く治療を受けることが大切です。脱出している部分を無理におしりに押し込もうとして、かえって腫れがひどくなってしまう例もあります。痛みがある場合には、無理に押し込まないようにしましょう。

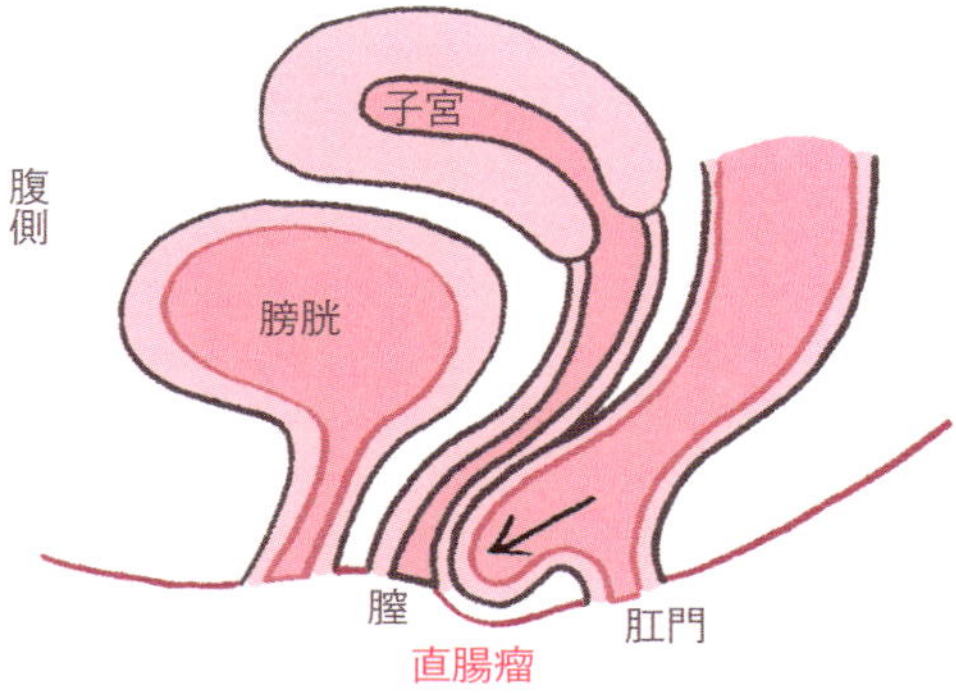

症状が残便感だけなら「直腸瘤」「直腸脱」「子宮脱」であることも

内痔核《ないじかく》の症状の一つが残便感ですが、便が残っているように感じるのは何も痔核《じかく》だけではありません。直腸の壁が膣のほうにふくらんでポケットのようなものができる**直腸瘤**《ちょくちょうりゅう》、直腸が肛門から飛び出してしまう**直腸脱**《ちょくちょうだつ》、子宮が肛門から出てくる**子宮脱**《しきゅうだつ》でも残便感を生じることがあります。

普段意識することはないと思いますが、女性の膣の壁と直腸は隣り合っています。膣を支えている壁は、出産や加齢によって弱くなります。膣の壁が弱くなっている人が、排便時に強くいきむと、直腸の壁が膣のほうに飛び出すことがあります。それが直腸瘤《ちょくちょうりゅう》です。直腸瘤《ちょくちょうりゅう》の場合には、残便感のほかに、強くいきんだのに便が出にくいという症状を伴います。便意を感じてトイレに行くのに便が出ないので、何度もトイレに行ったり、しばらくいきみ続けたりを繰り返します。

何度も力を入れていきむと、便が直腸瘤《ちょくちょうりゅう》のポケットに入ってしまうので、そのポケットがだんだん大きくなってしまったり、**痔核**《じかく》を育ててしまったりすることにつながりかねません。とにかく強くいきまないことが大切ですし、本来は便が出るときにゆるめなければならない肛門括約筋《こうもんかつやくきん》が緊張して、ゆるまなくなっている可能性もあります。

また、直腸脱《ちょくちょうだつ》は、直腸が排便時などにおしりから出てしまった状態です。加齢などの影響で、肛門括約筋がゆるむと、直腸脱《ちょくちょうだつ》が起こりやすくなります。直腸瘤《ちょくちょうりゅう》と同じように、排便時に強くいきむ頻度が高いと、直腸脱《ちょくちょうだつ》が起こりやすくなりますので要注意です。ひどくなると、直腸がおしりから出たままの状態になって、下着が直腸の粘液で汚れたり、こすれて出血したりすることがあります。

直腸脱《ちょくちょうだつ》で直腸が肛門から飛び出てしまうと、肛門括約筋もゆるんだままの状態になりますから、便やガスがおしりからもれてしまうこともあるのが大きな問題です。直腸がおしりから出てもとに戻らない状態になって生活に支障をきたしたときには、手術するしかない場合もあります。

「裂肛（切れ痔）」の代表的な症状って？

女性の痔の中で2番目に多いのが**裂肛《れっこう》（切れ痔）**です。裂肛《れっこう》は、便が出るときに肛門の皮膚（肛門上皮）が裂けたり切れたりしてできてしまった傷のことで、**裂け痔**とも呼ばれます。

裂肛《れっこう》は、硬い便でこすられたり、下痢便が勢いよく通過したりすることによって起こります。

女性の場合、裂肛《れっこう》になる原因でもっとも多いのは便秘です。ウサギのふんのようなコロコロとした便や、そういった便がつながったような硬い便をいきんで無理やり出したときに、おしりの皮膚が切れやすくなります。必死にいきんで便を出した際、痛みを感じるだけでなくトイレットペーパーでおしりを拭いたら鮮やかな血がついていたなどというのは、典型的な裂肛《れっこう》の症状です。歯状線《しじょうせん》より下、知覚神経のある肛門上皮が切れたり裂けたりするので、強い痛みを感じます。

分類	主な症状
急性期	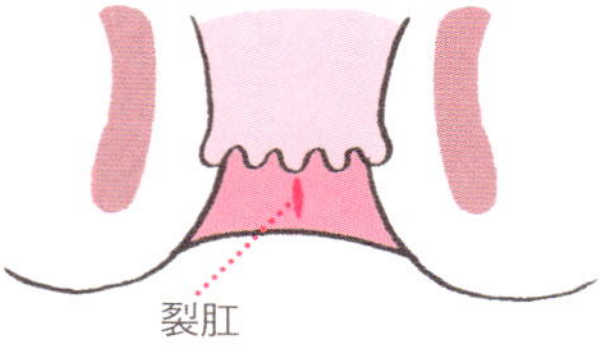 排便時に紙につく程度の出血と痛みがみられる。排便後にもジーンとする痛みが続く。
慢性期	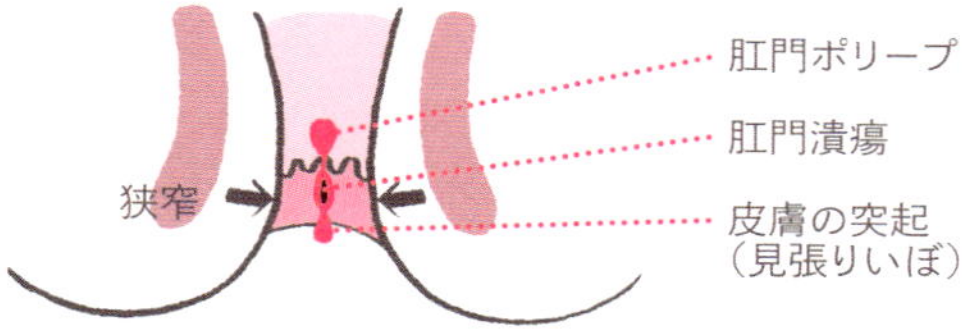 数カ月にわたる裂肛のため、深ぼれして潰瘍状になり、皮膚の突起物（見張りいぼ）やポリープができたり、肛門狭窄が起きたりする。

硬い便をいきんで出したときには、だれでも切れ痔になるおそれがありますが、とくに若い女性に多い傾向があります。若い女性に裂肛《れっこう》が多いのは、朝、時間がなくてトイレをがまんしたり、外出先で排便するのを避けたり、ダイエットをして食事量が少ないために排泄《はいせつ》量が減ったりするなど、**便秘をまねきやすい生活をしている**ことと関係があります。

裂肛《れっこう》がつらいのは、排便後に強い痛みを感じるからです。硬い便などのために肛門上皮が切れ、それと同時に内肛門括約筋《ないこうもんかつやくきん》がけいれんを起こして切れた部分がこすられるので、排便後しばらく痛みが続きます。それでも、しばらくしたら痛みは治まります。

普通の切り傷なら、放っておいても自然に治りますが、肛門は毎日便が通る場所であるだけに、傷がふさがりにくく慢性化しやすい傾向があります。とくに、便秘気味で排便するたびに毎回おしりが切れているような人は、裂肛《れっこう》が慢性化し、傷が痛いから便意を感じてもがまんしてしまい、ますます便秘がひどくなるという悪循環に陥ります。便秘がひどくなると、やっとの思いで便が出たときにまたおしりが切れ、痛いからまた便をがまんするということになるのです。

一方、便秘だけではなく**下痢でも切れ痔になります**。下痢便が出そうになってがまんし、水のようなやわらかい便が勢いよく出たときに、おしりが切れることがあるのです。

慢性的な便秘で刺激性の下剤を服用して水のような便を出したときにもおしりがただれて切れたり裂けたりすることがあります。

裂肛が慢性化すると「肛門ポリープ」と「見張りいぼ」が発生

裂肛《れっこう》は、一時的なものであれば赤ちゃんから10〜20代の若い方、高齢者までだれでもなることがありますが、便通を整えて便秘や下痢を改善すれば治ります。

ところが、**慢性化すると簡単には治らなくなります。**裂肛《れっこう》を繰り返すと、傷がどんどん深くなり**肛門潰瘍《かいよう》**を起こしてしまいます。指を包丁で切ってしまったときにしばらく放っておくと皮膚がふやけて傷が深くなり、治りにくくなりますが、おしりの傷である裂肛《れっこう》も同じです。何度も切れたり裂けたりしているうちに、傷が深くなり盛り上がって潰瘍化してしまうのです。

潰瘍になったところには便がたまりやすくなるため、炎症を起こして傷の周りが盛り上がり土手のようになるだけでなく、潰瘍の上のほうには**肛門ポリープ**、下のほうには**見張りいぼ**と呼ばれるできものができます。

肛門ポリープは、歯状線《しじょうせん》の辺りにできる硬いしこりです。米粒くらいの大きさから親指大くら

裂肛の悪循環

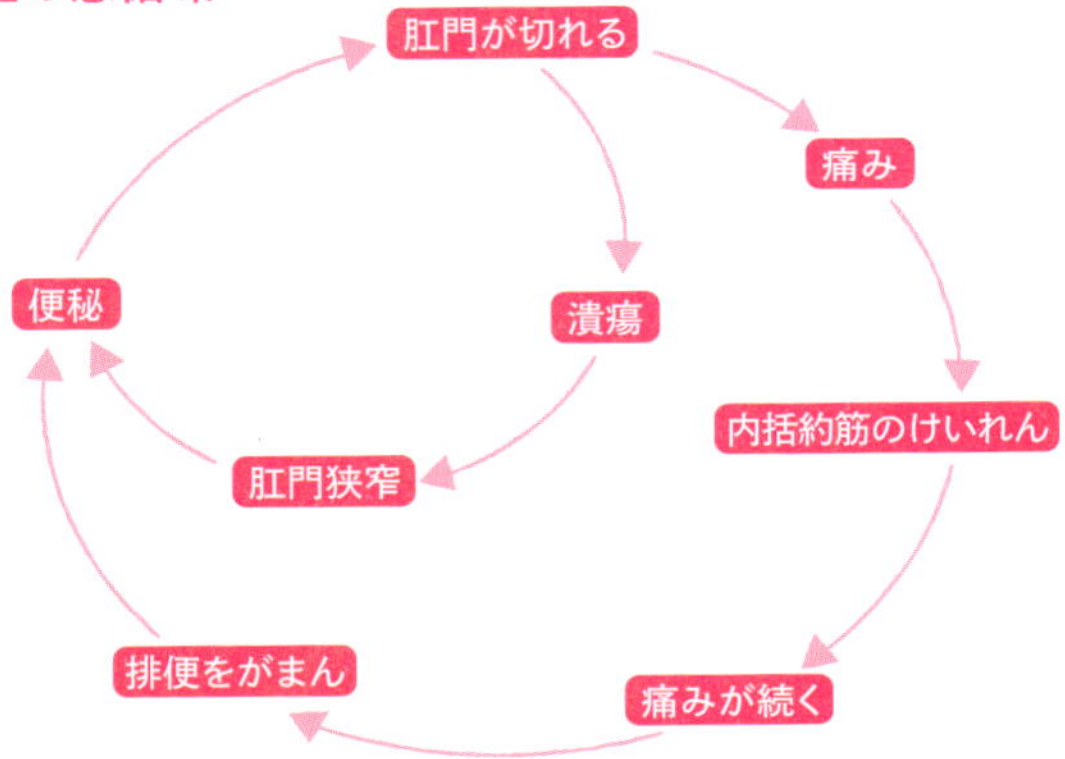

いのものまで、大きさはさまざまです。このポリープは、がん化する可能性のある大腸ポリープとは性質が異なる良性のできものなので、悪性化する心配はありません。ただし、大きくなると肛門の外へ飛び出してくるようになります。肛門から何か出ているように思い、肛門の中に戻そうとしても戻らない場合には、肛門ポリープや見張りいぼである可能性があります。

　見張りいぼは、肛門の出口に皮膚が盛り上がってできるいぼのようなもので、それ自体はとくに痛くもかゆくもなく放っておいて大丈夫です。肛門の傷、裂肛《れっこう》の見張りをしているような場所にできることから、その名前がついています。**見張りいぼ、肛門ポリープがあるということは、切れ痔を長期間繰り返している証拠です。**

裂肛が悪化すると「肛門狭窄」になる人も

見張りいぼと肛門ポリープができるくらい裂肛《れっこう》が慢性化している人の中には、肛門が伸び縮みしにくくなって狭くなる**肛門狭窄《きょうさく》**になっている人が少なくありません。

傷が慢性化して潰瘍《かいよう》化したような状態になると、肛門上皮は伸びにくくなり肛門本来の伸縮性が失われてしまうだけでなく、従来は、肛門を閉じるのに役立っている括約筋《かつやくきん》、内括約筋《ないかつやくきん》にまで裂肛《れっこう》の炎症がおよんで、狭いままで固まってしまうのです。

本来は肛門括約筋がゆるんで便を出すはずが、肛門狭窄《きょうさく》になると、小指の先がほんの少し入るくらいしか肛門が開かなくなることもあります。伸びたり縮んだりする肛門が開きにくくなるので、便秘の人はますます症状が悪化して便が出にくくなります。そうなると、**また裂肛《れっこう》ができる悪循環を繰り返す負のスパイラル**にはまってしまうのです。

おしりは便の出口のため、切れたからといって便を出さないわけにはいきませんから、裂肛《れっこう》が慢性化してしまいがちです。便秘だからといって、**刺激性下剤を繰り返し服用して下痢ばかりしている人も、切れ痔が慢性化して肛門狭窄《きょうさく》になりやすくなる**ので注意しましょう。

肛門内にポリープがあっても脱出するほどでなく裂肛《れっこう》がきれいに治っていて、とくに排便に支障がなければ問題ありませんが、慢性化して**肛門潰瘍《かいよう》**や肛門狭窄《きょうさく》になると、場合によっては手術が必要です。

「痔ろう」の症状はひどいの？

女性の痔の中で3番目に多い**痔ろうは、おしりに膿《うみ》のトンネルができて化膿《かのう》を繰り返す病気です。**

主な原因は、下痢を繰り返しているうちに、細菌に感染し、直腸や肛門が化膿して炎症を起こすことです。慢性的な下痢に悩む人は圧倒的に男性が多いためか、**痔ろう**はどちらかというと男性に多いのですが、女性でもなることがあります。痔ろうができると、発熱することもあります。

私たちのおしりの中にある直腸と肛門の境目の**歯状線**《しじょうせん》には、**肛門陰窩**《いんか》と呼ばれる、深さ1㎜程度の小さなくぼみが6～15個あります。このくぼみは、それぞれ肛門腺につながっています。肛門腺は、便をスムーズに排出するための潤滑液を分泌しているという説もありますが、実は、どういう役割を果たしているのかはっきりとわかっていません。

肛門陰窩のくぼみはとても小さいので、普通はここに便が入ることはありません。しかし、下痢がひどいときや繰り返したときなどに、水のような便が肛門陰窩に入り込み、抵抗力が落ちていると細菌感染を起こして肛門腺が炎症を起こし、肛門の周囲に膿がたまることがあります。この状態を**肛門周囲膿瘍**《のうよう》と呼びます。膿瘍《のうよう》というのは、炎症によって皮膚の内部に膿がたまった空洞ができた状態のことです。**肛門周囲膿瘍**《のうよう》**は痔ろうの前段階**で、肛門周囲が腫れて、寝ていても起きていても激しくズキズキ痛み、38～39度の高熱が出ることがあります。

まれに、肛門周囲膿瘍《のうよう》の膿が自然に破れて排出されることがありますが、痛みに耐えられず医療機関に駆け込む患者さんがほとんどだと思います。医療機関では、外来で皮膚を切開して膿の

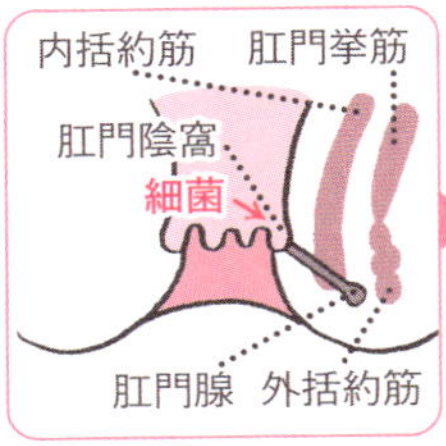

肛門陰窩から
細菌が入り込む

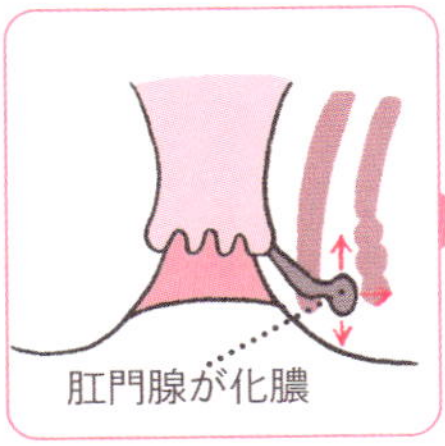

肛門周囲膿瘍

肛門腺の炎症が広がり、
膿がたまってくる

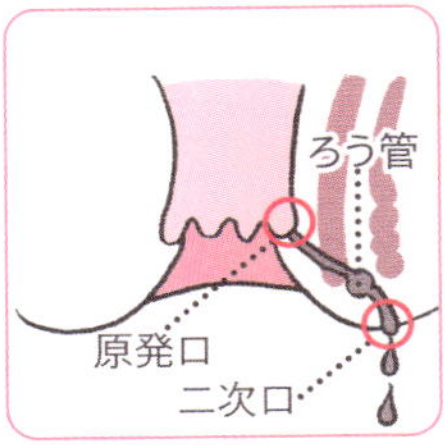

痔ろう

膿の出口（二次口）から膿
が排出されるものの、原発
口まで通じるろう管が残る

出口である二次口を作って膿を出します。膿を出せば炎症と痛みは治まり、約4~5割の人はそのまま治ります。

ところが、約5~6割の患者さんは、**膿を出すために作った二次口と細菌の入った肛門陰窩がつながり、小さなトンネルができてしまいます。このトンネルが形成されたものが、痔ろう**です。おしりの中に穴のようなトンネルができることから、**あな痔**とも呼ばれます。

痔ろうができても、膿が出ているうちは痛みを感じることはほとんどありませんが、膿で、下着が汚れます。二次口は、指を切ったときと同じように、膿が出てしまうと自然にふさがります。それでもトンネルは残っているので、下痢などのときに肛門陰窩に細菌が感染すると、また肛門周囲膿瘍《のうよう》になっておしりが腫れ、激しい痛み、発熱を繰り返します。

痔ろうになりやすいのはどんな人?

痔ろうになりやすいのは、**頻繁に下痢をする人、裂肛《れっこう》を放置している人**、刺激性便秘薬を習慣的に使うことで**水のような便を繰り返している人**です。また、腸の病気と合併することもあります。

痔ろうになりやすいかどうかは、直腸と肛門の構造とも大きく関係していることがわかってきました。

肛門腺の深さは人によって違い、内括約筋《ないかつやくきん》との位置関係から3パターンくらいに分けられます。

1つ目は、肛門腺が短く、内括約筋の手前で止まっているパターンで、全体の約16%を占めます。

2つ目は、肛門腺が内括約筋の中にとどまっているパターンで、約46%ともっとも多いのがこのパターンです。3つ目は、肛門腺が内括約筋を貫いて外括約筋《がいかつやくきん》の手前まで延びているパターンで、約38%の人の肛門腺はこういった構造になっています。

この3つのうち、痔ろうになるのは、3つ目の肛門腺が内括約筋を貫いているパターンです。直腸・肛門と内括約筋の間はあまりすき間がありませんし、内括約筋は硬くしっかりしているので、そう簡単に膿が広がったりしないのに対し、内括約筋と外括約筋の間はすき間があり、膿のトンネルができやすいのです。

おしりの中にできたトンネルは、自然にふさがったり薬で治ったりすることはありません。とくに症状がなければ様子をみてもよいのですが、**細菌感染と化膿《かのう》を繰り返し、何度も肛門周囲膿《のう》瘍《よう》になっているような場合には手術が必要**です。

4つのタイプがある痔ろう

少し専門的になりますが、**痔ろう**は、**低位筋間《ていいきんかん》痔ろう**、**高位筋間《こういきんかん》痔ろう**、**坐骨直腸窩《ざこつちょくちょうか》痔ろう**、**骨盤直腸窩《こつばんちょくちょうか》痔ろう**の4つのタイプに分類されます。自分で判断することはできないものの、タイ

分類		病巣の深さと特徴		主な治療法
浅部(単純)痔ろう	低位筋間痔ろう	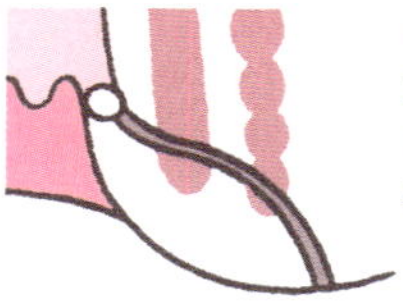	内括約筋と外括約筋との間を下に延びる。痔ろうの約8割を占める。	ろう管が後方にある場合は「**切開開放術**」 ろう管が前方や側方にある場合は「**括約筋温存手術**」あるいは「**シートン法**」
深部(複雑)痔ろう	高位筋間痔ろう	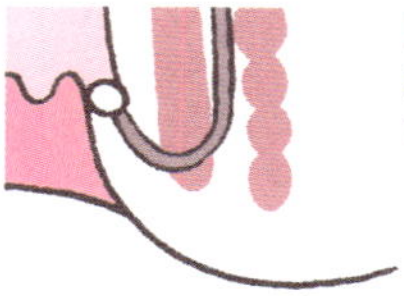	内括約筋と外括約筋との間を上に延びる。	「**括約筋温存手術**」
深部(複雑)痔ろう	坐骨直腸窩痔ろう	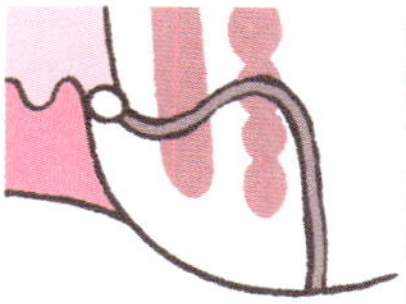	外括約筋を越えて肛門挙筋の下のほうまで延びる。肛門の後方を複雑に走行する。低位筋間痔ろうの次に多くみられる。	「**肛門保護手術**」 (一種の括約筋温存手術)
深部(複雑)痔ろう	骨盤直腸窩痔ろう	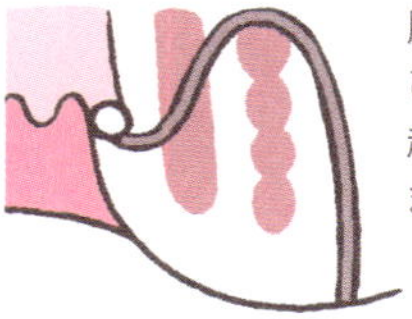	肛門挙筋の上に延びる。直腸狭窄を起こしやすい。ごくまれにみられる。	**治療が困難で、ごくまれに人工肛門になる場合もある。**

プによって治療の仕方が異なりますので、特徴を知っておきましょう。

低位筋間《ていいきんかん》痔ろうは、膿《うみ》のたまったトンネルが、内括約筋《ないかつやくきん》と外括約筋《がいかつやくきん》を通って、おしりの皮膚のほうに向かって下に延びているタイプです。痔ろうの約8割がこのタイプと考えられます。膿のトンネルは比較的まっすぐ進み、膿がたまると自然におしりの皮膚に二次口ができて、膿が排出されることがあります。このタイプであれば、治療は比較的簡単に済みます。

これに対し、**高位筋間痔《こういきんかん》ろう**は、膿のトンネルが下に向かうのではなく上のほう、つまり、直腸へ向かって延びていくタイプです。膿のトンネルがからだの奥へ向かっていくので膿の出口が自然にできることはなく、肛門の奥に違和感を生じる場合もあります。膿のトンネルができてしまったために直腸が狭くなってしまうこともあり、そうなると便が出にくくなります。

一方、**坐骨直腸窩痔《ざこつちょくちょうか》ろう**は、肛門の真後ろが化膿《かのう》し、膿のトンネルが外括約筋を越えて肛門の左右に延びていくタイプです。低位筋間《ていいきんかん》痔ろうに次いで頻度の高い痔ろうです。膿のトンネルがおしりの筋肉の間を複雑に走っているため、治療は容易ではありません。

骨盤直腸窩《こつばんちょくちょうか》痔ろうは膿のトンネルが、外括約筋を越えて上のほうへ延びているタイプです。直腸が狭くなり、排便がしにくくなるのが特徴です。痔ろうの2~3%とまれではあるものの、坐《ざ》骨直腸窩《こつちょくちょうか》痔ろうよりも複雑で、治療は非常に難しく、人工肛門になる場合もあります。

第3章

病院へ行かずに痔は治せる？

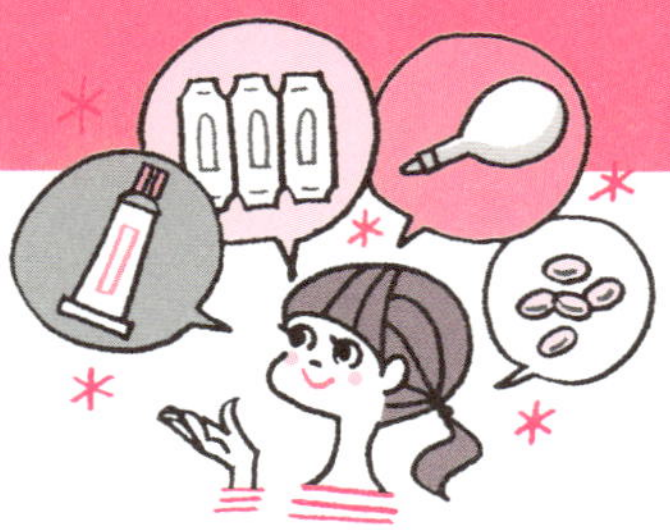

セルフケアだけで治せるの？

第2章で紹介したように、痔は大まかに**痔核《じかく》（いぼ痔）**、**裂肛《れっこう》（切れ痔）**、**痔ろう（あな痔）**の3つのタイプに分けられます。このうち**痔核《じかく》と裂肛《れっこう》は、生活指導と薬によって症状を改善する保存療法で治療するのが基本**です。

本来は、医師の処方による処方薬のほうが効果は期待できますが、とくに女性は、恥ずかしさが先に立ってなかなか医療機関の受診に踏み切れないという方もいるでしょうし、忙しくて医療機関へ行っている暇がないという方もいるでしょう。その場合には、とりあえず市販薬で対処する方法もあります。

ただし、市販薬で症状が悪化したときや、1~2週間使ってみて症状が改善しないときには、薬の使用を中止して肛門科を受診しましょう。効果のない薬を使い続けて症状が悪化してしまっては元も子もありません。

また、おしりから出血があるときには、中高年はもちろん若い人でも、痔ではなく**潰瘍《かいよう》性大腸炎**や**大腸がん**などほかの病気の可能性があるので医療機関を受診してください。なお、**肛門周囲膿瘍《のうよう》、痔ろうは、セルフケアでは治せません。**切開や手術が必要です。

便通を整えることがセルフケアの第一歩

医療機関を受診するかどうかにかかわらず、痔を改善し再発を予防するためには、生活習慣を見直すセルフケアが重要です。そのセルフケアの中でもっとも大切なのは、便通を整えることです。**痔の主な原因は便秘や下痢で、とくに女性に多いのが便秘**です。食生活を整え、適度な運動を心がけて便秘や下痢を解消することが痔を治すことにもつながります。

便は、からだの状態を表すバロメーターでもあります。便を出したら、どんな色や形をしていたか、必ずチェックするようにしましょう。

理想的な便は、練り歯磨きのようなやわらかさ、バナナ1本分ほどの太さと量で、黄褐色または茶褐色です。便意を感じてトイレに行き、いきまなくてもするっと楽に出るのが理想的です。

食物繊維が多く含まれている便は、洋式便器の中で水にぷかりと浮きます。理想的な便は、便器や紙にほとんど便がつかず、水だけでも汚れが残ることなく流せます。

便の形状のチェックには、専門的には「ブリストル便形状スケール」がよく用いられます。このスケールは、イギリスのブリストル大学で開発された便の形状をみる世界的な基準です。タイプ4が理想

便の形状（ブリストルスケールによる分類）

タイプ1	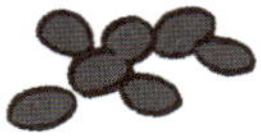	コロコロした便
2	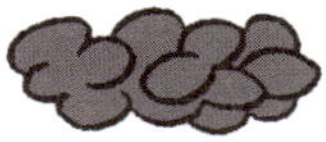	ソーセージ状だが硬い便
3	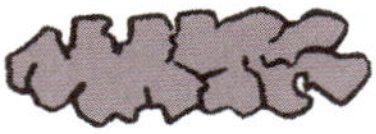	表面にひび割れのあるソーセージ状の便
4	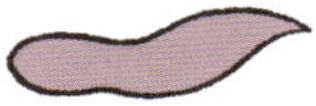	やわらかいソーセージ状の便
5	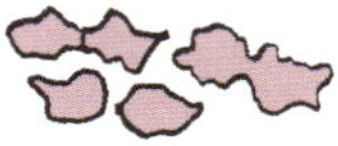	やわらかい半固形状の便
6	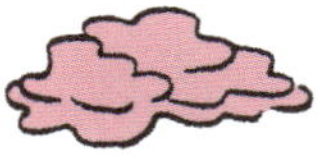	泥状の便
7	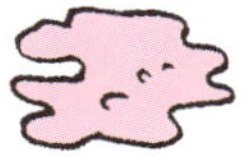	水様の便

的なバナナ状の便ですが、3～5なら正常範囲とされています。回数は、**1日1～2回、あるいは、2日に1回くらいでも規則的に排便があって、便を出したあとにすっきりした感じがあれば健康的**です。

肛門を清潔に保つためには

肛門には無数のしわがあり、排便後は汚れが残りやすい状態になっています。排便後、おしりを紙で拭くだけでは、しわに入った汚れは取り切れません。肛門は、便が出るときには広がり、それ以外のときには閉じて便やガスがもれないような構造になっています。広がったり閉じたりするために、肛門には無数のしわが集まっているのです。おしりのしわの中に便が入り込んだ状態のまま放置すると細菌が繁殖し、痔の症状も悪化してしまいます。

排便後は、温水洗浄機能付きの便座などを使ってしわや痔についた便を洗い流し、清潔を保つ

ようにしましょう。温めることで、痔の原因となる肛門のうっ血も防げます。温水洗浄機能を使うときには温度を低温に保ち、水の勢いをあまり強くせずに、肛門とその周辺を軽く流す程度にしてください。温水洗浄機能で洗うときは、肛門を締めて洗うのもよい工夫です。あまり強い圧で長時間、洗ったりすると、知らないうちに温水が直腸まで入ってしまい、よく拭いて後始末しても、しばらくすると、直腸の水分がもれてきて肛門周囲に炎症を起こす原因にもなりかねません。また、外出先で使う場合には、温水洗浄機能付き便座が清潔かどうか確認してから使うようにしましょう。

自宅に温水洗浄機能付き便座がないときには、排便後、**入浴**するか**座浴**でおしりを洗ってください。座浴というのは、専用のたらいか洗面器にお湯をためておしりを洗う方法です。入浴や座浴はおしりを温めて血行をよくする効果も期待できます。入浴や座浴が難しければ、**シャワー**で洗い流す方法もあります。

入浴、座浴、シャワーでおしりを洗うときには、指の腹で肛門をやさしくたたくようにして汚れを落とします。その際、**石けんは使わず、お湯だけで流す**ようにしましょう。石けんを使うとその成分が肛門周囲に残って、ただれやかぶれの原因になりやすいからです。**タオルやボディーブラシなどでごしごしこするのは厳禁。**痔の症状を悪化させたり皮膚のバリアを壊したりしてしまいます。女性が洗顔するとき、肌をごしごしこすると皮膚のバリアを壊してしまいトラブルになりやすいことが知られています。おしりの皮膚も顔と同じようにデリケートなのです。

温水洗浄機能付き便座、あるいは入浴、座浴、シャワーでおしりを洗ったあとは、清潔なタオルで水分を拭き取り、よく乾かしてから下着を身につけることも大切です。水分が残っていると、痔を悪化させたり、おしりの皮膚がただれたりかぶれたりする原因になりかねません。丁寧に乾かすのがポイントです。温風乾燥機能を使う場合

温水洗浄機能付き便座が使えない場合

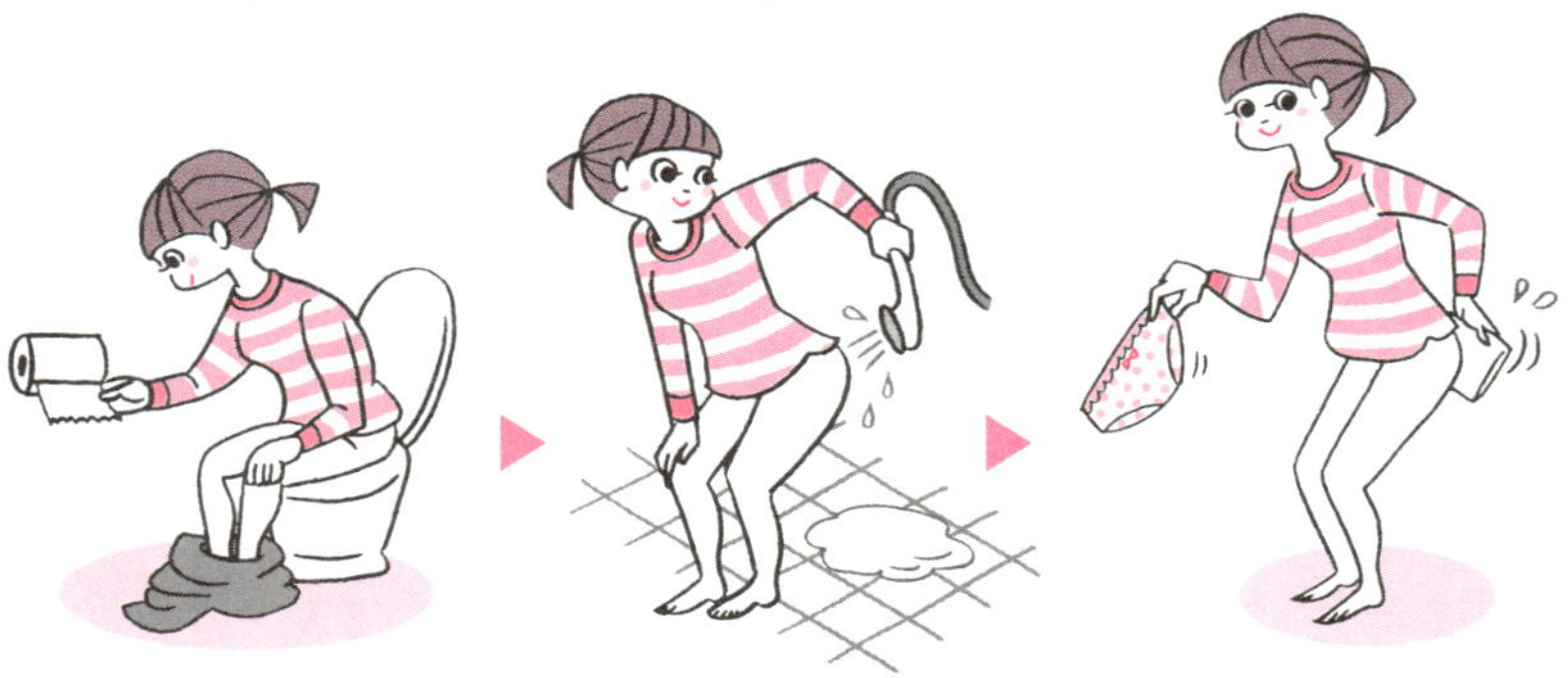

紙でざっと拭く

シャワーの温水でおしりを洗う

水分を拭き取り、よく乾かしてから下着をつける

でも、温風だけで十分に乾かすことはできません。トイレットペーパーで水気を拭き取るだけで清潔を保つのは難しいので、やわらかく清潔なガーゼやタオルを用意しておいて、やさしく押すように拭いてください。その後、温風機能を使って乾かしてもよいでしょう。

排便習慣の見直しで痔が改善

もう一つ、セルフケアとして重要なのは**排便習慣の見直し**です。できるだけ毎日排便する習慣を身につけ、**便意があったときにはがまんしないことも大切**です。女性は排便のためにトイレへ行くのを恥ずかしいと思ってしまいがちですが、便を出すことはからだやお肌の健康維持のためでもあります。身だしなみを整えたり、家事をしたりするなど朝は何かと忙しいと思いますが、少し早めに起きて朝食をしっかり食べ、出かける前に排便するようにしてください。

もしも通勤途中や外出先で便意を感じたときにもがまんは禁物です。外出先で排便したとき、においが気になる場合は、携帯用の消臭スプレーを活用してもよいでしょう。

また、排便するとき、無理にいきんで肛門のクッション部分に負担がかからないように心がけることも重要です。毎日、排便するために5分以上トイレにこもっていませんか。便座に腰をかけ長時間いきめば、肛門のクッション部分に負担がかかり痔を育てているようなものです。**排便時間は、長くても3分間**にしましょう。便意をもよおしてトイレへ行ったものの、3分座っても便が出なかったら、一度トイレから出るようにしてみてください。**排便時間を短縮しただけで、痔核《じかく》が小さくなる人もいます。**排便時間の短縮は、痔核《じかく》の再発予防にも役立ちます。

トイレにスマートフォンや本、まんがを持って入るのは、長居のもとです。痔を育てないためにも、何も持たずにトイレに入りましょう。お子さんにも、スマホやまんがなどを持ってトイレに入る習慣をつけさせないように注意してください。

一方、便秘に悩む人の中には、便意がなくても毎日決まった時間にトイレへ行くという人がいます。しかし、便意もないのに無理に腹圧をかけていきめば肛門のクッション部分に負担がかかってうっ血し、痔を悪化させるもとです。もしも習慣になっている人がいたら、すぐにやめてください。便意をもよおしたときにトイレへ行って、するりと便を出すのが理想です。

痔の薬は坐薬、軟膏、内服薬の3タイプ

便通を整え、排便に関わる習慣を見直すと同時に、薬をうまく使うことが痔の症状を改善するコツです。

ただし、ここで強調しておきたいのは、**残念ながら、痔をきれいさっぱり根本的に治す特効薬はない**ということです。もともとだれもが肛門のクッション部分を持っており、排便習慣や食生活、肛門のうっ血を助長するような生活などの影響で、痔の症状が出たり悪化したりしています。

肛門は、毎日便が通るところでもありますから、いくらいい薬を使っても、生活の改善なしには、症状を改善したり悪化を防いだりすることはできません。痔は慢性病の一種で、長年痔とつきあっ

ている方もいます。

痔に対する市販薬はさまざまなものが販売されています。特徴を知ってうまく使うようにしましょう。

市販薬、医師の処方薬のどちらにせよ、痔の薬には、**坐薬《ざやく》**、**軟膏《なんこう》**、**内服薬**の3つのタイプがあります。

坐薬は、肛門内に挿入するタイプのやわらかい固形の薬です。直接患部に作用するので、即効性があるのが利点です。止血や痛み止めの効果が期待でき、肛門内で溶けて肛門をコーティングするので排便時の刺激が軽減されます。

坐薬を使う場合には、就寝前に肛門に挿入すると効果が最大限に発揮されます。眠っている間に肛門の中で坐薬が溶けて痔の症状が緩和され、肛門がコーティングされて、朝排便するときに肛門への負担が最低限に抑えられるからです。痛みが強い場合には、就寝前と排便後の2回使うとよいでしょう。夜に排便するのが習慣になっている人は、朝起きてから坐薬を挿入します。いずれにせよ、坐薬を使うのは最大1日2回にしましょう。

坐薬の使い方

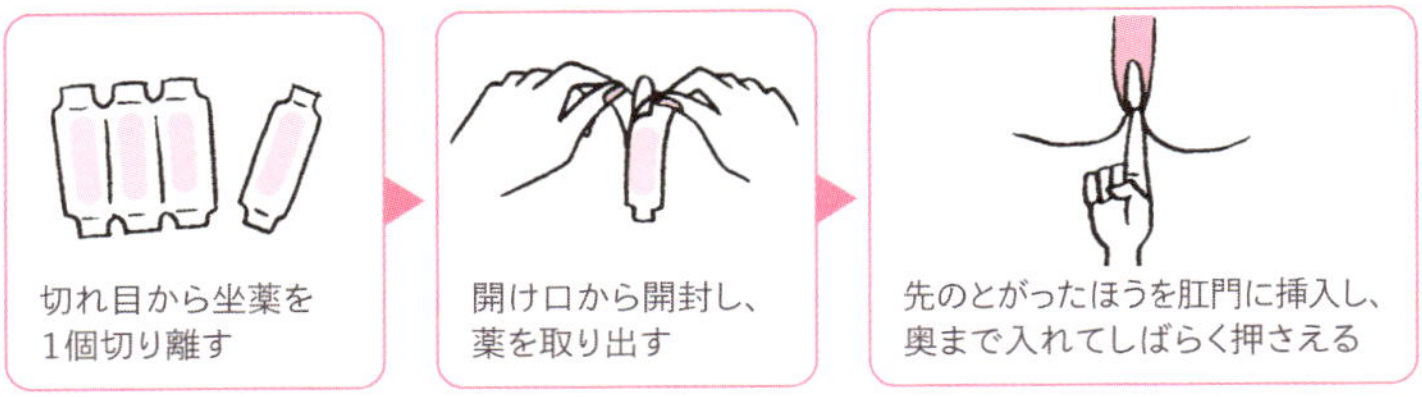

切れ目から坐薬を
1個切り離す
開け口から開封し、
薬を取り出す
先のとがったほうを肛門に挿入し、
奥まで入れてしばらく押さえる

軟膏の使い方

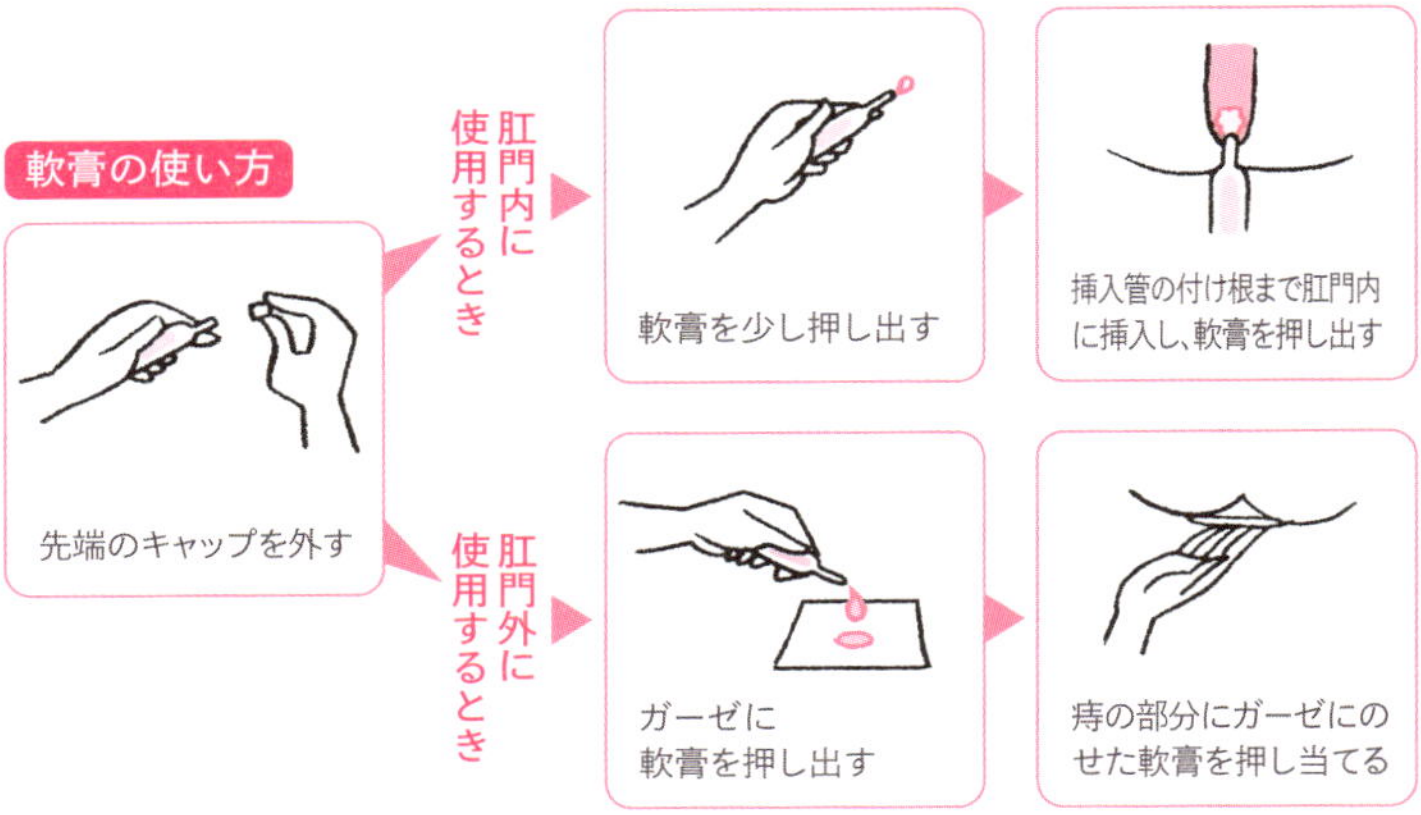

先端のキャップを外す
肛門内に使用するとき
軟膏を少し押し出す
挿入管の付け根まで肛門内
に挿入し、軟膏を押し出す
肛門外に使用するとき
ガーゼに
軟膏を押し出す
痔の部分にガーゼにの
せた軟膏を押し当てる

挿入する際には、先のほうに水分をつけたりして、とがったほうを肛門にさし込み、指で触れなくなるくらい奥まで入れてしばらく押さえます。肛門は筋肉で囲まれていますから、きちんと入らないうちに中途半端な状態で指を離すと、坐薬が飛び出てしまうので注意しましょう。

軟膏には、チューブの先を肛門にさし込んで薬を注入するタイプと、ほかの外用薬と同じように塗るタイプがあります。**軟膏は、裂肛《れっこう》や外痔《がいじ》核《かく》など、痛みが強くて坐薬が挿入で**

きないケースによく用いられます。坐薬と同じように、痛み止めや止血、排便をスムーズにし肛門の負担を軽減する効果が期待できます。

一方、市販の**内服薬**は、止血、痛み止め、便秘解消などの効能をうたったものがいろいろと出ていますが、**下剤が入っているものも多いので注意**してください。医師の処方薬でも、痔の治療では内服薬はあまり使いません。坐薬と軟膏による治療が中心になります。

市販薬を選ぶときに注意したいこと

坐薬《ざやく》と軟膏《なんこう》は形状が異なるだけで、入っている成分はほぼ同じです。主な成分は、ステロイドや局所麻酔成分、かゆみ止め成分、止血成分、殺菌成分、消炎成分などです。

ステロイド系の薬は、副腎皮質ホルモンを配合した薬で、炎症や痛みを抑えます。血栓性外痔核《けっせんせいがいじかく》、嵌頓痔核《かんとんじかく》といった**痔核《じかく》の急性期に一時的に使う分にはいい薬**ですが、効果が高い半面、漫然

◎＝配合　ー＝非配合

ステロイドの成分	局所麻酔成分	かゆみ止め成分	止血成分	殺菌成分	消炎成分
プレドニゾロン酢酸エステル	◎	◎	◎	◎	◎
プレドニゾロン酢酸エステル	◎	◎	ー	ー	◎
ヒドロコルチゾン酢酸エステル	◎	ー	◎	◎	◎
ヒドロコルチゾン酢酸エステル	◎	ー	ー	◎	◎
ヒドロコルチゾン酢酸エステル	◎	ー	◎	◎	◎
プレドニゾロン酢酸エステル	◎	ー	ー	ー	◎
ー	◎	ー	ー	ー	◎
ヒドロコルチゾン酢酸エステル	◎	ー	ー	◎	◎
ヒドロコルチゾン酢酸エステル	◎	◎	ー	◎	ー
プレドニゾロン酢酸エステル	◎	◎	◎	◎	◎
プレドニゾロン酢酸エステル	◎	◎	◎	◎	◎
プレドニゾロン酢酸エステル	◎	ー	ー	ー	◎
ー	◎	ー	ー	◎	◎
ヒドロコルチゾン酢酸エステル	◎	◎	◎	◎	◎
ヒドロコルチゾン酢酸エステル	◎	ー	◎	◎	◎
ヒドロコルチゾン酢酸エステル	◎	◎	◎	◎	◎
ヒドロコルチゾン酢酸エステル	◎	ー	◎	◎	◎
ヒドロコルチゾン酢酸エステル	◎	◎	◎	◎	◎
ー	◎	◎	◎	◎	ー
プレドニゾロン酢酸エステル	◎	ー	ー	ー	◎
プレドニゾロン酢酸エステル	◎	ー	ー	ー	◎
ー	◎	ー	ー	ー	◎
酢酸ヒドロコルチゾン	◎	ー	ー	◎	◎
ヒドロコルチゾン酢酸エステル	◎	ー	ー	◎	◎

（2019年1月時点で市販されている主な薬）

と使うと副作用が出やすいのが難点です。1週間程度使ってみて効果が表れなければ中断しましょう。また、「効き目があるから」と症状が改善した以降も長期間ダラダラ使い続けるのは避けてください。

ステロイドの入っていない薬は、ステロイド系に比べると作用が弱く即効性はありませんが、副作用が少ないのが利点です。**症状がそれほどひ**

薬の形	製品名	販売会社	ステロイド
坐薬（おしりに入れる）	サブス坐剤	全薬工業	◎
	ジーフォーL	佐藤製薬	◎
	ドルマインH坐剤	ゼリア新薬工業	◎
	プリザS坐剤	大正製薬	◎
	プリザエース坐剤T	大正製薬	◎
	ボラギノールA坐剤	武田コンシューマーヘルスケア	◎
	ボラギノールM坐剤	武田コンシューマーヘルスケア	―
	メンソレータム リシーナ坐剤A	ロート製薬	◎
軟膏（直接塗る、または注入する）	オシリア軟膏	小林製薬	◎
	サブス軟膏	全薬工業	◎
	ジーフォーL軟膏	佐藤製薬	◎
	ジーフォーL注入軟膏	佐藤製薬	◎
	新エフレチン軟膏	三宝製薬	―
	新エフレチンK軟膏	三宝製薬	◎
	ドルマインH軟膏	ゼリア新薬工業	◎
	プリザS軟膏	大正製薬	◎
	プリザエース注入軟膏T	大正製薬	◎
	プリザエース軟膏	大正製薬	◎
	プリザクールジェル	大正製薬	―
	ボラギノールA軟膏	武田コンシューマーヘルスケア	◎
	ボラギノールA注入軟膏	武田コンシューマーヘルスケア	◎
	ボラギノールM軟膏	武田コンシューマーヘルスケア	―
	メンソレータム リシーナ軟膏A	ロート製薬	◎
	メンソレータム リシーナ注入軟膏A	ロート製薬	◎

どくないときや長期間使うときには、ステロイドの入っていないやさしい作用の薬を使うとよいでしょう。市販薬は、包装箱に「ステロイド配合」「ステロイド非配合」などと書いてありますので、確認して選ぶようにしてください。

上に、市販薬ごとに含まれている主な有効成分の表を掲載しました。薬を選ぶ際の参考にしてください。

痔の薬として販売されてい

る市販薬に含まれるステロイドは、主に、ヒドロコルチゾンとプレドニゾロンという成分を含んでいます。市販のステロイド薬は、ストロング（強い：Strong）、ミディアム（やや強い：Medium）、ウィーク（弱い：Weak）の3段階ありますが、ヒドロコルチゾンとプレドニゾロンは赤ちゃんから高齢者まで使えるウィークに分類されます。作用に大きな差はありませんので、かゆみがある人はかゆみ止め作用がある成分が含まれているものなど、症状に合わせて選ぶとよいでしょう。

こんなときはどうしたらいいの？ 応急処置の仕方

◇激しい痛みがあるとき

突然、おしりが**激しい痛みに襲われたときは、すぐに動作をやめ安静にしてください**。横になる場所があるときには、ひざを軽く曲げて横向きに寝て全身の力を抜くと、痛みが和らぎます。

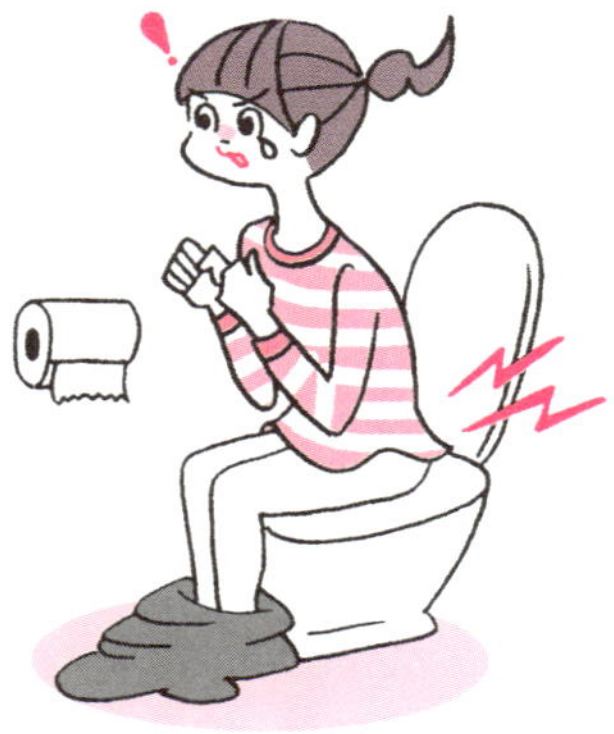

応急処置の仕方は、痛みの原因が、おしりに膿《うみ》がたまった状態の**肛門周囲膿瘍《のうよう》（または痔ろう）か、それ以外かで異なります。**発熱していて、おしりが赤く腫れて熱をもっているようなときには、肛門周囲膿瘍《のうよう》である可能性が高いので、安静にして、氷のうのタオルを上から当てて患部を冷やします。保冷剤や発熱したときにおでこに貼る、熱冷まし用冷却シートを利用して冷やす手もあります。温めると膿が広がって症状が悪化しますので要注意です。

発熱がなく、排便時におしりが切れて激痛が走ったとき、いきんだときや同じ姿勢をとり続けたり、ゴルフなどでおしりにぐっと力を入れたりしたときに肛門周辺に血豆ができて、ずきずき痛む場合には、温めて血流を促すと痛みが和らぎます。

横になって少し痛みが軽減したら、お風呂で湯船につかるか、たらいや洗面器にお湯をためて座浴をしておしりを温めましょう。排便時に強い痛みが生じた場合には、患部についた便を洗い流すためにも、座浴が効果的です。入浴や座浴ができないほど痛みが強いときには、熱いお湯に入れて絞ったタオルで患部を温めるだけでもＯＫです。

外出先では、下着の上から使い捨てカイロを当てて温めると痛みが軽減します。低温やけどをするといけないので、使い捨てカイロは絶対に直接肌に当てないようにしましょう。

あわてて病院に駆け込む必要はありませんが、安静にして少し痛みが治まったら、医療機関を受診しましょう。とくに、おしりが腫れて発熱する**肛門周囲膿瘍《のうよう》**は、**セルフケアでは治りません**から必ず専門医を受診してください。

◇おしりから出血したとき

出血したときは、**温水洗浄機能付き便座、入浴、座浴などで患部を洗い、ガーゼなどやわらかい素材のものをおしりに当てて安静にしてください**。ガーゼは畳んだままのものでなく、手でほぐしてフワッとしたものを当てるようにします。出血がひどいときには、うつぶせに寝て、おなかの下にまくらやクッションを入れて頭よりおしりを高くすると、血が止まりやすくなります。

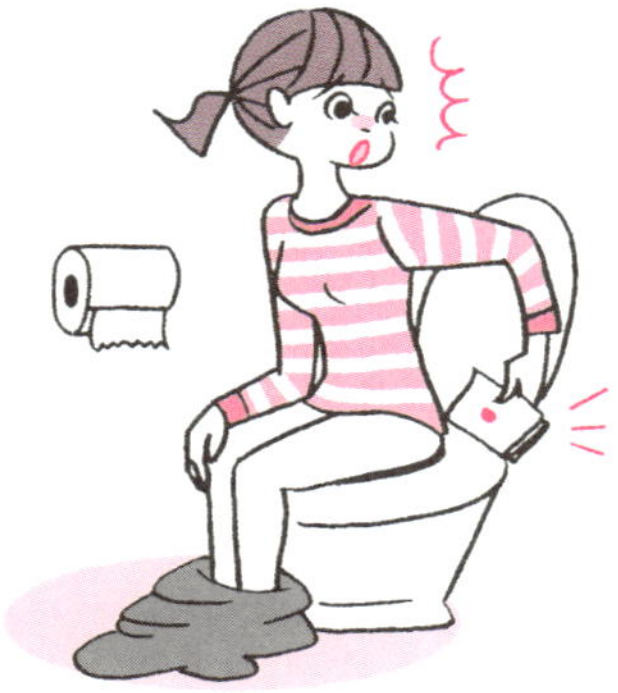

急に飛び散るくらいの血が出るとあわてしまいがちですが、しばらく安静にしていれば出血は治まります。

便に赤い血液がついたり、トイレットペーパーに血がついたりしたときには、**内痔核**《ないじかく》か**裂肛**《れっこう》が考えられます。また、便器にポタポタと鮮血が滴ったり、便を出したときに勢いよく出血したりした場合には、内痔核《ないじかく》が進行している可能性があります。

応急処置後は、なるべく早めに医療機関を受診してください。

なぜなら、出血の原因が痔とは限らず大腸の病気のおそれがありますし、さらに出血がひどくなる場合もあるからです。女性の場合は、長期間、放っておいて、おしりからの出血によって貧血になる人も少なくありません。中には、ひどい貧血状態で、息切れしたり疲れやすくなったりする女性もいます。

◇肛門から痔核などが出て戻らないとき

内痔核《ないじかく》が進行すると、排便時にいきんだときにいぼのようなものがおしりから出てきて戻らなくなることがあります。手で触っても痛くないときは、脱出物を肛門の中に戻してみましょう。戻すときには、温水洗浄便座やシャワー、座浴などでおしりをきれいに洗い、両手・両ひざを床について四つんばいになっておしりを高く持ち上げます。**よく洗った指で肛門にワセリンや軟膏**《なんこう》**を塗ってすべりをよくし、患部に清潔なガーゼやティッシュペーパーを当て、脱出物を肛門の中に**

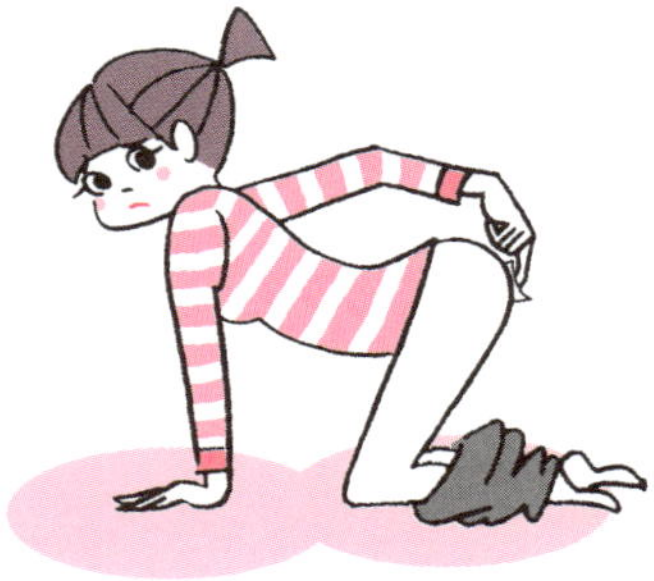

ゆっくりと入れます。このとき、肛門の力を抜くようにすると、脱出物がスムーズに入ります。

押し戻そうとしても入らないときには、決して無理に押し込まないでください。肛門からの脱出物でもっとも多いのは内痔核《ないじかく》ですが、もとに戻らないのであればポリープなどほかの原因が考えられます。女性の場合、直腸が肛門の外に飛び出してくる**直腸脱**《ちょくちょうだつ》、直腸の赤い粘膜《ねんまく》が飛び出す**粘膜脱**《ねんまくだつ》、**子宮脱**《しきゅうだつ》である可能性もあります。

また、激しい痛みを伴うようなら、ある日、突然おしりに血豆ができる**血栓性外痔核**《けっせんせいがいじかく》、あるいは、**嵌頓痔核**《かんとんじかく》かもしれません。痛みがある場合には、手で押し込んだりせずに、痛みの応急処置を行いましょう。

脱出物が何であるかは素人目にはわからず、自己判断は禁物です。**応急処置を行ったあと、落ち着いたら医療機関を受診しましょう。**

◇かゆみがあるとき

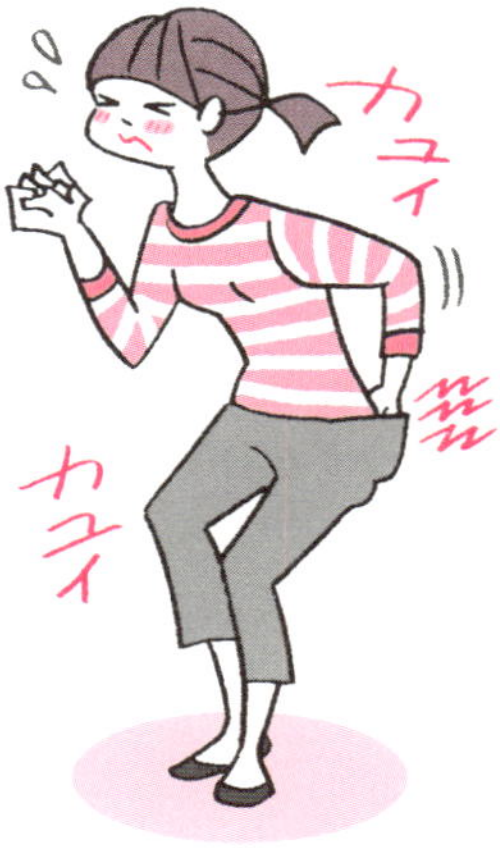

肛門は無数のしわの集まりであり、便がそのしわの間に入ったり痔に付着したりして炎症を起こし、おしりがかゆくなることがあります。肛門から出た**内痔核**《ないじかく》が下着にこすれたり、直腸の粘膜《ねんまく》でおしりがべたついたり、温水洗浄便座で肛門を洗い過ぎたりすることもかゆみの原因となります。

かゆみのあるときには、温水洗浄便座、シャワー、入浴、座浴などでおしりをきれいに洗いましょう。かゆいからといって、**決してかきむしったりしないでください。**雑菌が入ってかえって症状が悪化してしまいます。石けんは患部を刺激してしまうので使わずに、お湯だけで洗いましょう。かゆいのは不潔にしているからだと思い込み、石けんを使ったりタオルでごしごしこすったりする人がいますが、それは逆効果です。指か、やわらかいガーゼで洗ってください。

洗ったあとは、清潔なタオルでやさしく押すように水分を拭き取りましょう。洗ってもかゆみが治まらないときは、市販のかゆみ止めを使ってみてもいいでしょう。ただし、効果がないときや逆に悪化したときは使用を中止して医療機関を受診してください。市販薬に対するかぶれが、かゆみの原因になることもあるので注意しましょう。

第4章

こんなときは病院へGO!

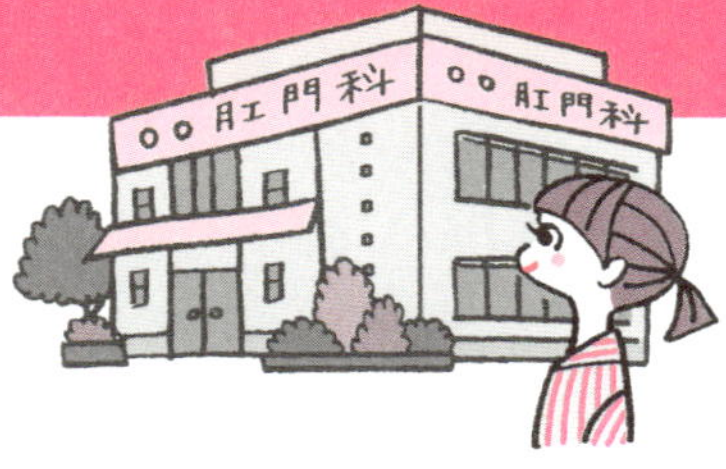

おしりに痛みがあり発熱があるとき

38〜39度の発熱があり、排便に関係なく、おしりが熱をもって腫れ上がりずきずき痛むときは、第2章でも触れた**痔ろうの前段階の肛門周囲膿瘍《のうよう》**である可能性が高いといえます。炎症は徐々に広がり、時間がたつほど痛みが激しくなります。横になってみても耐え難い激痛が走ります。痛みは、おしりに膿《うみ》の出口が作られ、外に排出されるまで続きます。発熱しておしりに激痛があるときは、冷やせば少し痛みが和らぎます。

肛門周囲膿瘍《のうよう》は自然に膿が排出されることもありますが、激痛を耐え忍ぶだけでは治ることはありません。肛門周囲膿瘍《のうよう》の膿の入り口の**肛門陰窩《いんか》**とつながって、おしりにトンネルが形成され、**痔ろう**ができてしまうこともあります。痔ろうは、セルフケアで治すことはできず、痔の専門医による手術が必要な病気です。肛門

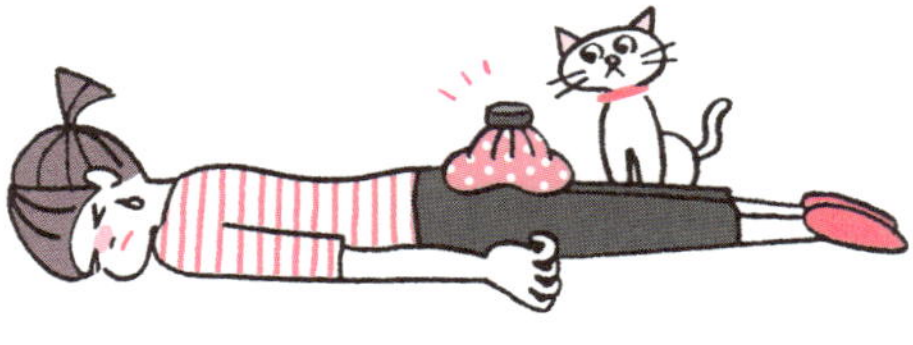

周囲膿瘍《のうよう》では、一刻も早くたまった膿を出す必要があります。**発熱しておしりに強い痛みがあるときには、少し冷やして安静にしてから早めに肛門科を受診しましょう。**

典型的なケースでは発熱するとはいえ、自分で肛門周囲膿瘍《のうよう》なのかどうか見極めるのは難しいものです。おしりに激痛があるときは、第3章で紹介した応急処置をしたうえで、一度は肛門科を受診し、その痛みの原因が何なのか確認しておきましょう。

おしりからべたべたした汁が出て下着が汚れる

肛門周囲膿瘍《のうよう》の膿《うみ》を出すために作った二次口と細菌の入った**肛門陰窩《いんか》**がつながってしまった場合には、小さなトンネルができてしまいます。これが**痔ろう**です。痔ろうになっても痛みを感じることはほとんどありませんが、二次口からじゅくじゅくした膿が出るため下着が汚れます。

べたべたした汁のようなものが下着を汚すことが多いようなら、痔ろうができている可能性が

あります。下痢などのときに肛門陰窩に細菌が入り込み周囲に感染を起こすと、また肛門周囲膿瘍《のうよう》になっておしりが腫れ、激しい痛み、発熱を繰り返すことになるので、そうなる前に肛門科を受診して治療を受けましょう。

痔ろうが自然に治ることはありません。まれではありますが、痔ろうを長期間放っておくとがん化することもありますので、痔ろうは放置しないことが大切です。

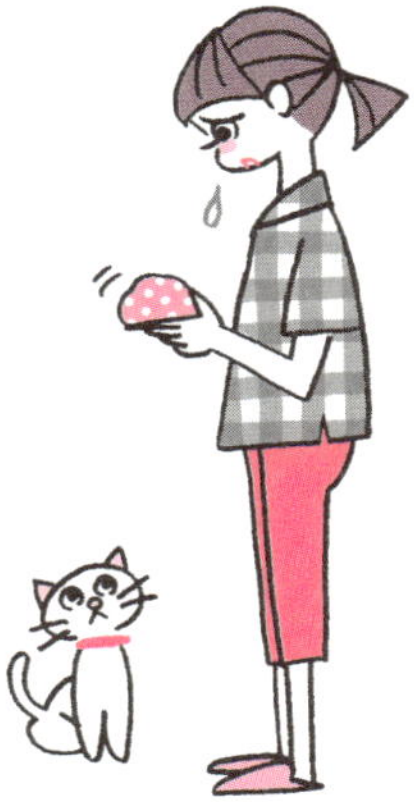

市販薬を使ってみたけど改善しない、悪化したとき

とりあえず市販薬を使ってみたけれどもまったく**症状が改善しなかったり、症状が悪化したりしたときには、市販薬をいったん中断して医療機関を受診しましょう。**市販薬で症状が改善する

かどうかを見極める目安は、軟膏《なんこう》や坐薬《ざやく》といった外用薬の場合1～2週間、内服薬を使った場合には1カ月です。

また、発疹、かゆみなどこれまでなかった症状が出たときには、市販薬の副作用かもしれませんので、すぐに使用を中止してください。

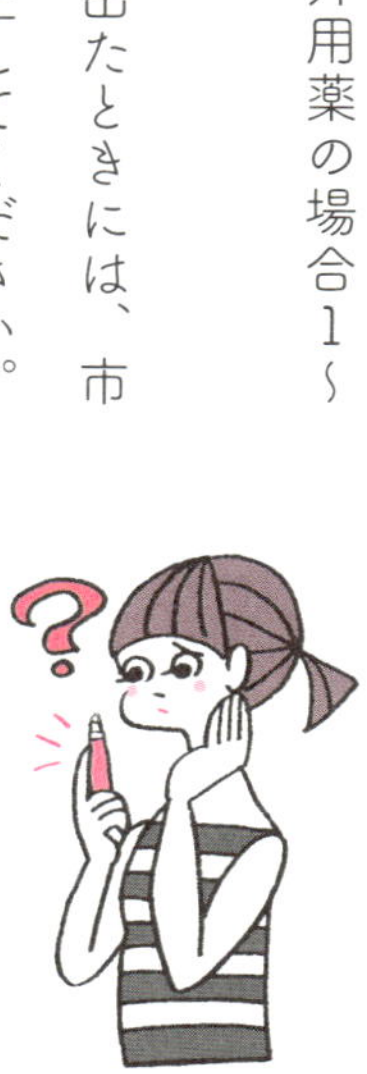

排便時におしりから何か出てきて戻らないとき

第2章で解説したように、肛門のクッション部分は、便やガスのもれを防ぐためになくてはならないものです。ところが、日常生活でおしりに負担がかかっていると、肛門のクッション部分を支えている組織、支持組織が伸びたりちぎれたりして、クッション部分自体が大きくなって、うっ血し肛門の外へ飛び出すようになります。これが**内痔核**《ないじかく》ですが、最初のうちは排便時に飛び出しても自然に戻っていたものが、次第に、排便後に指で押し込まないと戻らないような状態になります。

内痔核《ないじかく》が飛び出しているのに放置しておき、さらに症状が進行すると、おしりから脱出した**痔**《じ》**核**《かく》を指で押し込もうとしても戻らなくなります。内痔核《ないじかく》が出たままになって何かに当たっても痛みはありませんが、いつもおしりに不快感があり、ねばねばした粘液が出て下着が汚れます。この段階になると、**市販薬やセルフケアでは症状は改善しませんので、医師の診察を受けましょう。**

痛みのない内痔核《ないじかく》にとどまっているうちはいいのですが、**外痔核**《がいじかく》を伴い**内外痔核**《ないがいじかく》になって肛門から出たり入ったりを繰り返すようになると、突然、内外痔核《ないがいじかく》の中に血のかたまりができて腫れ上がり、強烈な痛みを伴う**嵌頓痔核**《かんとんじかく》になってしまうことがあります。

嵌頓痔核《かんとんじかく》は、耐え難い痛みを伴ううえ、肛門括約筋《こうもんかつやくきん》で締めつけられて悪化するケースもあります。また、排便後に、おしりをきれいに洗ってから痔核《じかく》を少しずつ押し込むのには時間がかかります。内痔核《ないじかく》が排便時に出てくるようなら、次第に脱出の程度は進んできてしまいます。まだ**肛門に押し込める状態のうちに、思い切って病院を受診してみることをおすすめします。**

排便時におしりが切れる**裂肛**《れっこう》を繰り返している人が、肛門から何か出ているように思い、肛門の中に戻そうとしても戻らないというときには、裂肛《れっこう》が慢性化したときにできる**肛門ポリープ**や**見張りいぼ**である可能性もあります。裂肛《れっこう》を繰り返すと、傷がどんどん深くなり**肛門潰瘍**《かいよう》を起こしてしまいます。そのとき、炎症を起こした傷の周りが盛り上がり、潰瘍の上のほうには肛門ポリープ、下のほうには見張りいぼと呼ばれるできものができるのです。また、肛門ポリープや見張りいぼができるようになると、潰瘍の炎症が肛門を閉じるのに役立っている内肛門括約筋にまでおよんで、肛門の開きが悪くなって**肛門狭窄**《きょうさく》と呼ばれる状態になり、便が出にくくなります。

ここまで**慢性化する前に、しっかり治療を受けて裂肛**《れっこう》**を治してほしいと思います。**

一方、女性の場合、おしりから何か出てきて、指で押し込んでも戻らないのは痔だけとは限りません。子宮が膣から出てきてしまう**子宮**《しきゅう》**脱**《だつ》、直腸が肛門から飛び出す**直腸脱**《ちょくちょうだつ》である可能性もあります。どちらも命に関わることはなく良性の病気ですが、おしりに不快感があるので生活の質が低下します。自分では出てきているものが何なのか判断がつかない場合も多いと思いますので、医師の診察を受けましょう。

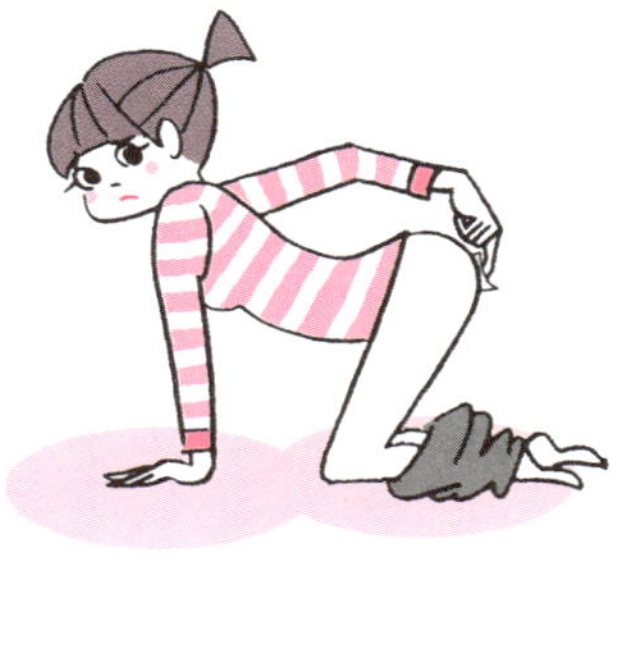

切れ痔を繰り返して細い便しか出ないとき

裂肛《れっこう》（切れ痔）を繰り返していて、便が細くなっているということは、すでに**肛門狭窄《きょうさく》**を起こしている可能性が高いと考えられます。

本来は、バナナくらいの太さの便がするっと出るくらい、排便時には自然に開いてまたもとに戻るのが肛門ですが、**肛門狭窄《きょうさく》になると、小指がやっと入るくらいしか肛門が開かなくなります。**

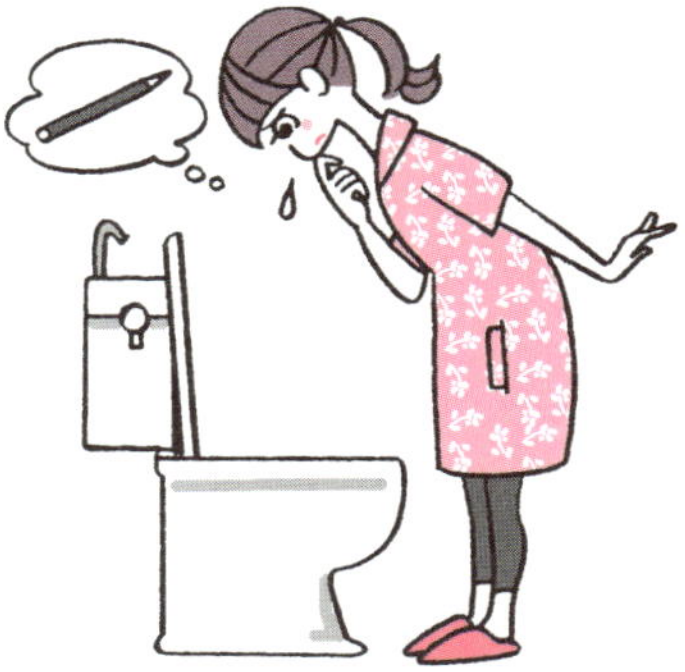

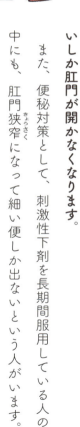

また、便秘対策として、刺激性下剤を長期間服用している人の中にも、肛門狭窄《きょうさく》になって細い便しか出ないという人がいます。それは、水のような便を出すことが日常化しているために、おしりの皮膚が切れて硬くなって肛門が狭くなり、便が程よい硬さで出たとしてもえんぴつの太さほどの細い便しか出なくなってし

まっているのです。

肛門狭窄《きょうさく》は手術しないと治らないようなケースもありますので、病院を受診しましょう。

おしりから出血、便に血が混じったとき

おしりから出血したり血便があったりしたときには、痔なのか、それともほかの病気なのか、自己判断は禁物です。「痔だと思っていたら**大腸がん**で、見つかったときにはすでに進行していた」ということが、少なくないからです。第3章70ページで紹介したような応急処置をするとしても、なるべく早く、医師の診察を受けましょう。

一般的には、**痔核**《じかく》による出血は、便器が真っ赤になるくらいの血が飛び散ったり、紙に鮮やかな色の赤い血がべったりついたり、激しい出血であることが多いものです。**裂肛**《れっこう》の場合も鮮やかな色の血がトイレットペーパーにつきます。

一方で大腸がんの場合は、大量に血が出るということはかなり少なく、便に血が混じっているかなという程度です。胃に近い、結腸にがんがあるときは、便が黒っぽくなります。ただし、専門医でさえ、症状だけで大腸がんなのか痔なのかを判断することはできません。

「トイレットペーパーに真っ赤な血がついた」と言って受診された患者さんを精密検査で調べてみると大腸がんが見つかることもありますし、**痔と大腸がんを併発している患者さんもいる**からです。

とくに、長年痔とつきあっている患者さんは、肛門から出血があっても、「痔だからしょうがない」と放置してしまい、大腸がんが進行してから見つかることも多いので注意しましょう。

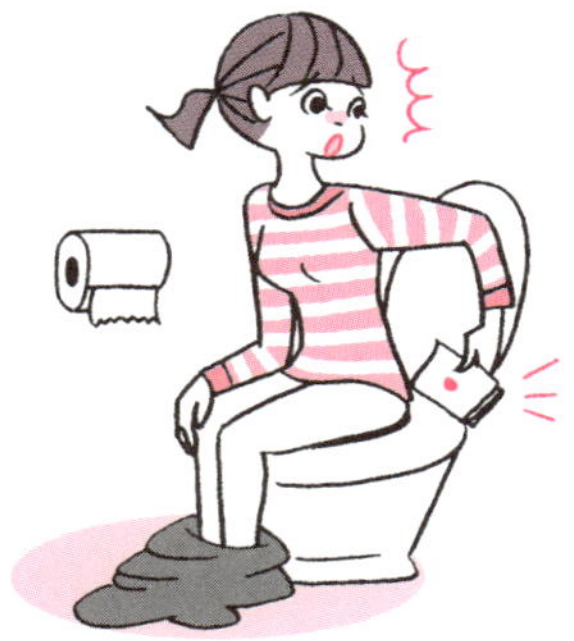

女性に増えている大腸がん

日本人女性のがんのうち、もっとも死亡者が多いのが大腸がんです。患者数も、乳がんに次いで2番目に多くなっています。40歳以上の人に多いがんですが、20代、30代の女性でも大腸がんになる人がいます。

大腸は、盲腸から上行結腸、横行結腸、下行結腸、S状結腸、直腸、そして肛門まで、約2mの長い臓器です。食生活の欧米化と高齢化の影響で、日本では大腸がんの患者数が徐々に増加しています。「全国がん登録」（厚生労働省）によると、2016年に大腸がんと診断された人は約15万8000人、そのうち女性

大腸がんの部位別頻度

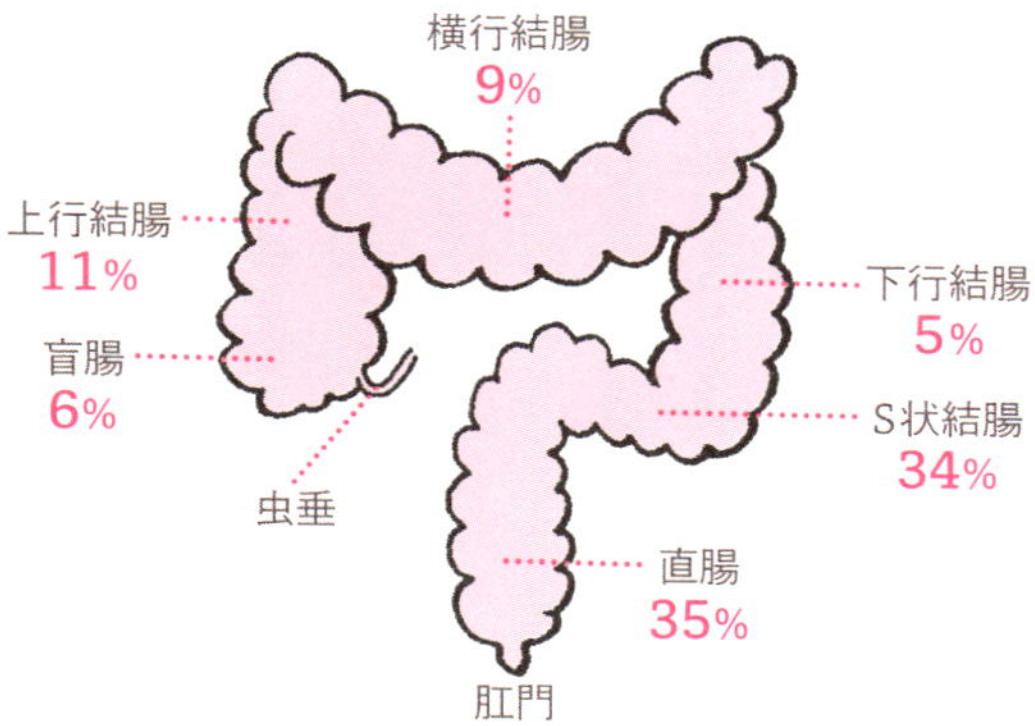

「大腸がん検診ガイドライン」（科学的根拠に基づくがん検診推進のページ）より

は約6万8500人。一生のうち13人に1人の女性が大腸がんになっています。

大腸がんは、発生した場所によって結腸がんと直腸がんに分けられます。とくに多いのが肛門に近い直腸に発生する**直腸がん**と、**S状結腸にできるがん**です。大腸がんが見つかった人に多い自覚症状は、**「血便」「肛門からの出血」「便秘と下痢を繰り返す」「便が急に細くなった」「残便感がある」などが挙げられますが、痔の症状とよく似ています。**勝手に痔と思い込んで放置するのがいかに怖いかおわかりいただけると思います。

大腸がんは、初期の段階で発見されれば、90%以上は完治します。早期発見・早期治療が大事ですので、出血や残便感があったら、医師の診察を受けてその原因を確認しましょう。

大腸がんの早期発見のためには

大腸がんは初期の段階では自覚症状がないことが多いがんですから、40歳以上の人は1年に1回、大腸がん検診を受けることも大切です。40歳以上の人なら、ほとんどの自治体で、無料か少ない自己負担で、年1回の大腸がん検診が受けられます。

多くの市区町村で実施されている大腸がん検診は、2日分の便を採取してそれを調べる「便潜血反応検査《べんせんけつ》」です。スティックや小さなへらで便を密閉容器に入れ、免疫反応を利用して、便に血液が混じっているか調べます。便潜血反応検査で「陽性」となったときには、大腸がんかどうかを調べる精密検査を行います。

便潜血反応検査は、便を取って医療機関に提出するだけなので、患者さんの負担が少ない検査ですし、40歳以上の人が年1回この検査を受けることで大腸がんの死亡率が下がることが証明されています。ただし、大腸がんができても便に血が混じらないこともあることから、便潜血反応検査では、がんがあっても「陰性」と判断されることがあるのも事実です。ですから、出血のような自覚症状があったら、自治体の大腸がん検診を受けるのではなく、医師の診察を受けましょう。第5章で詳しくお話ししますが、指診や肛門鏡、直腸鏡などの検査でがんが見つかることも多いからです。

また、便潜血反応検査で陽性となったとき、あるいは、陰性でも大腸がんの疑いがあるときには、注腸造影《ちゅうちょうぞうえい》（X線）検査、全大腸内視鏡検査などを行います。注腸造影検査は、食事制限後、下剤を服用して腸をからにして、肛門から造影剤（バリウム）と空気を注入して、大腸全体のX線撮影をする検査法です。全大腸内視鏡検査は、下剤を飲んで腸をからにしてから、肛門から内視鏡（ファイバースコープ）を挿入し、大腸全体をモニターに映して観察します。前がん病変である大腸ポリープや超早期のがんなら、内視鏡検査と同時に病変を切除することも可能です。

痔と間違われやすい病気って？

肛門からの出血、血便は、痔や大腸がんの典型的な症状ですが、こういった症状が出る病気はほかにもあります。それは、**潰瘍《かいよう》性大腸炎**、**大腸憩室症《けいしつしょう》**などの腸の病気です。

潰瘍《かいよう》性大腸炎は、大腸の内側の粘膜《ねんまく》に潰瘍《かいよう》ができて炎症が起こる病気です。原因はよくわかっていないのですが、肛門からの出血、下痢、腹痛などの症状が出ます。男女ともなる病気で若年者から高齢者まで幅広い年代で発症しますが、女性では25～29歳に多いのが特徴です。

また、大腸憩室症《けいしつしょう》は、大腸の一部が袋のように飛び出ている「憩室《けいしつ》」と呼ばれる部分の感染や出血によって起こる病気です。腹痛、下痢、嘔吐《おうと》、肛門からの出血といった症状が出るため、痔だと思い込む人もいるようです。下血がひどいと貧血になってしまうこともあります。

このように、**肛門から出血がある病気は痔だけではないので、出血があったら医療機関を受診するようにしましょう。**

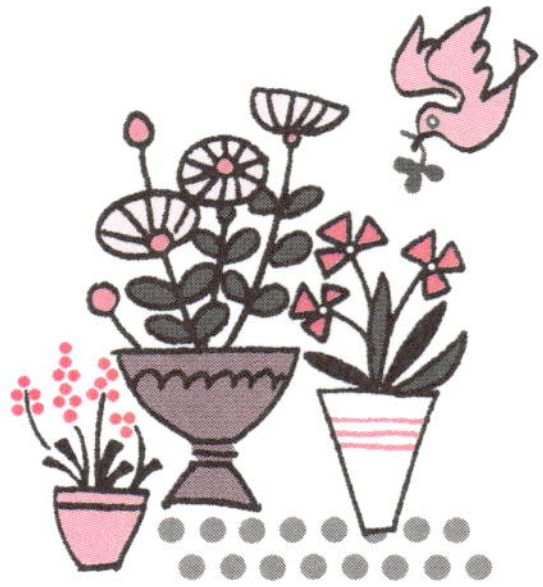

第5章

病院ではどんな治療をするの？

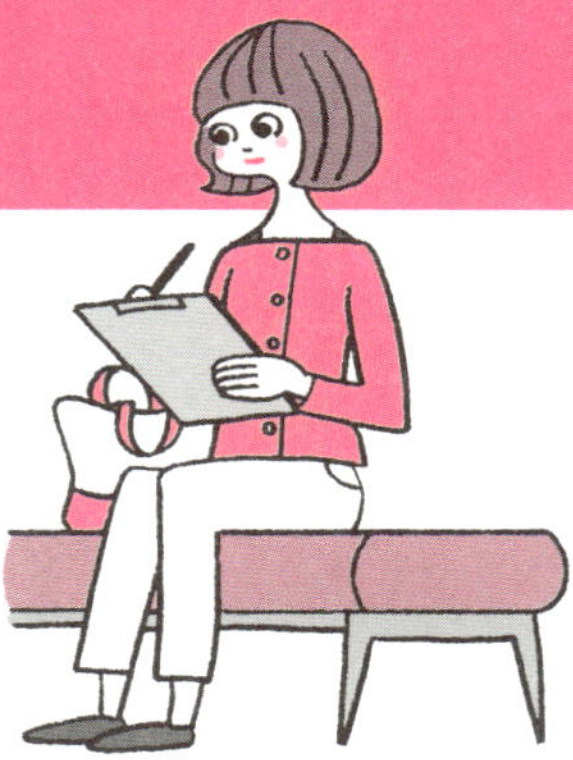

肛門科の診察は、まず問診から

痔の診察と治療を専門にしているのは、肛門科です。

肛門科と聞くと、「患者はおじさんばかりなのでは？」「おしりを見られるなんて恥ずかしい」「診察は痛いことをされるのでは？」「何となく怖い……」などと不安に思う女性も少なくないのではないでしょうか。でも、決して、肛門科はおじさんばかりが来る科でも、怖いところでもありません。痔の専門医のいるような医療機関では、女性の患者さんも大勢いらっしゃいますし、患者さんが待合室や診察中に恥ずかしい思いをしないように配慮しています。

女性の患者さんでも、受診後は「がまんせずに、もっと早く受診すればよかった」とおっしゃる方がほとんどです。**痔の種類にもよりますが、あまり進行しないうちに受診すれば、手術をしなくても症状が改善することが多い**ので、恥ずかしがらずに肛門科を受診してみてください。

「肛門科ではどんな診察をするのか心配」と不安に感じている方のために、肛門科の診察の流れを大まかに紹介しましょう。

肛門科の診察は、ほかの科と同じように問診から始まります。問診には、医師から直接症状などについて聞かれる方法と、問診票に記入する方法があります。私の診療所もそうですが、問診票を用いている肛門科が多くなっています。そのほうが限られた診療時間を効率的に使えますし、患者さんにとっても問診票に書き込むほうが、じっくり考えながら答えられるからです。

問診票の質問項目は主に、以下のとおりです。

●痛み…痛みがあるかないか、痛む場合はいつ、どのように痛むか。
●出血…肛門からの出血はあるか。ある場合はいつ、どのくらいの量で、どのように出血しているのか。
●脱出物…肛門からの脱出物はあるか。ある場合はどの部分で、どの程度なのか。
●腫れ・かゆみ…腫れ・かゆみはあるか。ある場合はどの部分で、どの程度なのか。

●分泌物…分泌物はあるか。ある場合はいつ、どこから、どのようなものが出ているのか。
●便通…排便の回数、便の形状や硬さ、排便時間、残便感の有無など。

このほかに、現在治療中の病気やこれまで経験した病気、妊娠している可能性があるか、家族の肛門疾患の有無、最近の大腸検査の有無などを確認します。

診察では、問診をもとにどういう検査が必要かなどを判断することが多いので、恥ずかしがらずに正直に答えるようにしましょう。

診察台に横になった姿勢で行う「視診」「触診」「指診」

問診のあとは、診察台に横になってもらい、患部の診察をします。プライバシーに配慮し、多くの肛門科では、診察室は個室になっているか、カーテンで仕切られています。

一般的に、女性の場合は、診察台に横向きに寝て背中を曲げ、両ひざを曲げて交差させる「シムス体位」という姿勢で診察します。この姿勢は、肛門の緊張を和らげる効果がありますし、医師のほうに顔を向けずに診察が進むので、それほど恥ずかしさを感じずに済むと思います。診察の際、衣服を脱ぐ必要はありません。下着を少しずらすか脱いでもらっておしりを診察しますが、バスタオルなどでおしりの周囲を隠すようにする病院が多いので、心配しないでください。

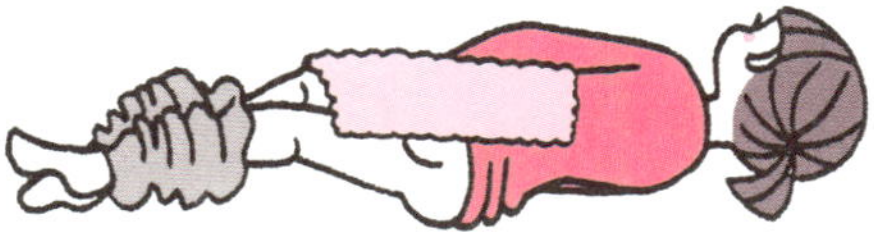

シムス体位
おしり以外はバスタオルなどで覆います

診察台に横になってもらってまず行うのは、**肛門とその周辺の皮膚に病変がないかどうかを目で見て診察する「視診」**です。次に、**肛門やその周囲を指で触って異常の有無を調べる「触診」**を行います。

そのあと行うのが**肛門の中に指を入れて診察する「指診」**です。肛門に指を入れられるのは抵抗感があるかもしれませんが、指診は肛門科の診察には欠かせません。もしも、指診をしないで診断をするようなら、その医師は痔の専門医ではないと考えるべきです。

指診では、医師が人さし指にゴム製のサックや医療用手袋をはめ、そこに麻酔作用のある潤滑剤を塗ったあと、肛門内に指を挿入します。私が指診をするときには、「これから指で診察しますからね」と、患者さんに声をかけるようにしています。肛門に指を入れて5秒程度で麻酔が効いてくるので、指診によって強い痛みを感じることはほとんどありません。肛門に傷があり痛みを抱えている方には、指診で傷を触らないように配慮しますが、心配なら、強い痛みがあることを医師に伝えておくとよいでしょう。

指診は、通常は2～3分程度で済みます。指診の際には、肛門の力を抜いて、リラックスするようにしましょう。患者さんが緊張しすぎて肛門に力が入ると、それだけ診察にも時間がかかることになります。

指診によって、最初にわかるのは「肛門狭窄《きょうさく》の有無」です。裂肛《れっこう》が慢性化すると、肛門が狭くなる**肛門狭窄《きょうさく》**を起こすことがありますが、指を入れることで肛門が狭くなっているかどうかを確認できるのです。通常は指診には人さし指を使いますが、小指も入りにくいほど肛門が狭くなっている患者さんもいます。

もう一つ、指診によってわかるのは「**痔の種類**」です。痛みで指が入らないようなら裂肛《れっこう》の可能性が高いですし、指で肛門内を触ることで痔ろうのろう管（膿《うみ》の管）を触れば**痔ろう**と確認できます。深い複雑な痔ろうの場合は、肛門内に挿入した人さし指と、親指でおしりを挟むようにする双指診を行い、肛門を取り囲んでいる奥のほうの筋肉が硬くなっていないか確認します。

さらに、**指診では肛門付近のがんの有無を確認します**。日本人には直腸がんやS状結腸がんが多く、肛門から指を入れることでわかるがんが5割以上を占めています。指診で肛門付近に腫瘍《しゅよう》がないかを確認することによって大腸がんが見つかることも少なくありません。

診察はほとんど痛みを伴いません

指診の次には、**肛門鏡という器具を肛門に挿入して診察します**。肛門鏡は金属製の筒状の器具で、指診と同じように、肛門内の病変を診察するために欠かせないものです。肛門鏡のタイプは筒型と二枚貝型の2種類があります。肛門鏡を肛門に挿入して観察して取り出す、これを2~3回繰り返すことで肛門の中が360度観察できます。**肛門鏡では、主に、痔核《じかく》や裂肛《れっこう》の有無、進行の程度を確認します。**痔の中でもっとも多い**内痔核《ないじかく》**に関しては、その大きさ、出血の有無、肛門の外へ脱出しているかどうかを診察します。肛門鏡を入れて抜いたときに痔核《じかく》がどの程度脱出するかを診ることで、内痔核《ないじかく》の進行度(第2章34ページ)も確認できます。裂肛《れっこう》に関しては、どこがどの程度の深さで裂けているか、肛門ポリープや見張りいぼはあるか、肛門周囲の病変の有無などを観察します。

こうやって細かく書くと、かなり時間がかかる検査だと思うかもしれませんが、肛門鏡による診察も数分で終わります。

肛門鏡で診察できるのは、肛門と直腸の下のほうです。さらに直腸の上のほうまで診る必要があるときには直腸鏡による診察を行います。

直腸鏡は長さ15~20㎝ほどの金属製の器具です。直腸鏡による検査は、シムス体位のまま実施

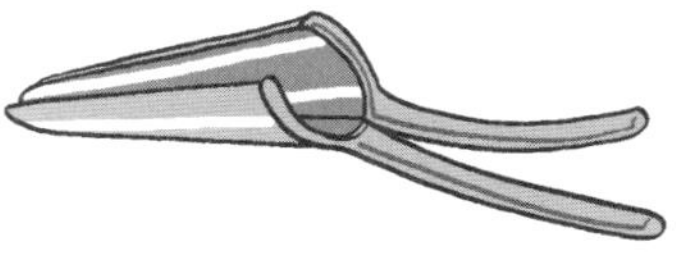

肛門鏡

する医師もいますが、多くの場合、うつぶせになって膝を立ててもらい、頭を低くしておしりを高くする膝胸位《しっきょうい》という姿勢をとってもらって行います。空気を入れながら直腸の中を観察することで、**直腸の粘膜《ねんまく》の状態や便の色、血液貯留の有無、また、肛門に近い直腸に腫瘍やポリープ、潰瘍《かいよう》などが存在しないか確認できます。**

さらに、必要に応じて、トイレまたは診察室で実際にいきんでもらい、「排便時の状態」を診察することもあります。患者さんから、「肛門から何か脱出している」という訴えがあっても、肛門鏡で痔核《じかく》が確認できず、飛び出しているものが直腸や子宮なのか、わからないことがあるからです。

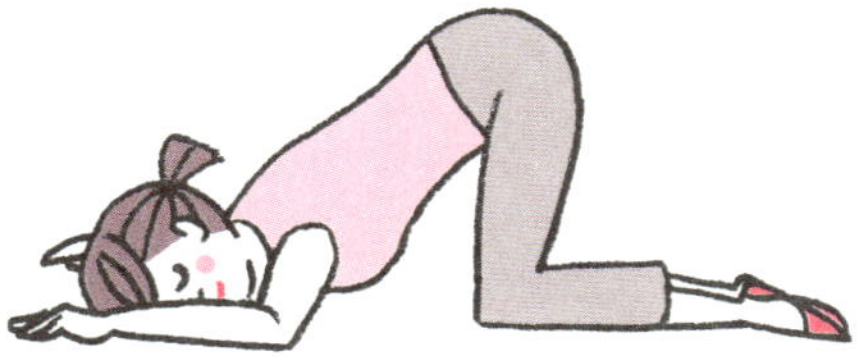
膝胸位の姿勢

なお、肛門鏡、直腸鏡による検査で痛みを感じることはほとんどありません。肛門疾患の程度によって痛みが出そうなときに、無理して器具を挿入することはありませんからご安心ください。

これらの器具を使った検査の結果や症状によっては、注腸造影《ちゅうちょうぞうえい》検査や全大腸内視鏡検査など、詳細な検査が必要になることがあります。注腸造影検査、全大腸内視鏡検査といった精密検査は、腸の中をからっぽにするなどの準備が必要なため、日を改めて別の日に行います。

問診、視診、触診、指診、肛門鏡・直腸鏡など、ひととおり診察が終わったら、医師が、痔の種類や進行の程度、今後の治療方針や生活上の注意点などを説明します。説明は、衣服を整えていただいたあと、診察室で行うのが一般的です。

わかりやすい言葉で丁寧に説明する医師が多いとは思いますが、**医師の説明をよく聞き、わからないことや心配なことがあったら、遠慮なく聞きましょう。**「質問したらうるさい患者だと思われるかもしれない」「初歩的なことを聞いたら笑われるかしら」などという心配は無用です。

痔の治療では、痔は長くつきあっていく病気であり、患者さんが自分の病気についてよく理解して対処することが重要です。病気をきちんと理解することで、積極的に治療に取り組む気持ちになれます。

痔の治療では、排便習慣の見直しなど、患者さんご自身による生活療法も大切になります。また、手術を受けるかどうかなど、治療法の選択も医師に相談しながら、最終的には患者さんご自身が決めるものです。**病気のことをよく理解しなければ治療法を選ぶこともできません。**治療法を決める際には、その治療のよい点と合併症や副作用、ほかの選択肢がないのかどうかを確認することが大事です。

痔の治療で一番大切なことは、自分から積極的に病気を治そうとする患者さんの気持ちです。そのためにも、疑問点は診察室の中で解消して、患者さんご自身が積極的に治療に取り組むようにしましょう。

肛門科を受診するときの服装は？

診察時はバスタオルの下で少しおしりを出す程度で、衣服を脱ぐ必要はありません。**受診する際の服装は、スカート、ワンピース、パンツスタイルなど、どんな服装でも大丈夫です。**生理中、妊娠中の方でも診察できますので、躊躇《ちゅうちょ》せずに受診してください。

痔を抱えている女性は、出産によって症状が悪化しやすくなります。妊娠適齢期の女性は、できれば妊娠する前か、妊娠していてもまだあまりおなかが大きくならないうちに痔を改善しておくと、出産後の悪化が防げます。

肛門科を受診する際に特別な準備をする必要はありません。ただ、一つだけ覚えておいてほしいのが、**排便は済ませておいてほしいということです。**直腸に便が詰まった状態では正確な診断ができないからです。そうかといって、下剤や浣腸《かんちょう》を使っての無理な排便もしないでください。下剤や浣腸によって直腸の粘膜《ねんまく》が傷ついてしまうと、炎症が起こっているかどうかの判断がつきにくくなってしまうからです。日頃から、睡眠、朝食をしっかりとり、外出前にスムーズな排便ができるように心がけましょう。

便秘に悩んでいて痔になってしまったという女性も多いと思います。どうしても排便できなかったという場合でも受診していただいてかまいませんが、もう一度、排便があった日に肛門鏡、直腸鏡による検査などをする必要があるかもしれないことを知っておいてください。

初期の痔核は、保存療法で改善します

医療機関で治療する場合でも、基本的には、**排便習慣や食生活などのライフスタイルを改善して痔の症状の悪化を防ぐ「生活療法」と、「薬物療法」による保存療法が中心です。**薬物療法では、症状に合わせて軟膏《なんこう》、坐薬《ざやく》を処方します。医師の処方薬では、止血作用の強いビスマス系の薬など、市販薬にはない成分も幅広く使えます。市販薬が効かなかったという場合でも、薬物療法と生活療法で症状が改善する患者さんは少なくありません。

保存療法を行っても症状が改善されないとき、**内痔核《ないじかく》**の脱出によって生活に支障をきたしているときには、外来で**注射療法**や**ゴム輪結紮《けっさつ》療法**などを行います。

外来で受けられる痔核の治療法

◇PAO《パオ》注射療法

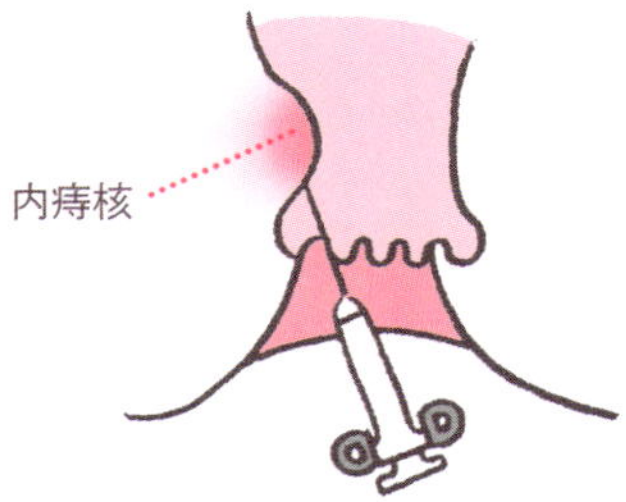

内痔核《ないじかく》が進行し、出血を繰り返す場合に適した治療法です。肛門鏡で肛門を広げ、**内痔核《ないじかく》の根もとに、フェノールアーモンドオイルという硬化剤を注射して、痔核《じかく》を固めて収縮させることによって出血を抑えます。**内痔核《ないじかく》のできる直腸粘膜《ねんまく》には痛覚がありませんから、注射針を刺しても痛みは感じません。1回に2cc程度の薬剤を注射するだけなので、あっという間に治療が終了します。

ただ、欠点は、効果が半年から1年程度しか持続しないことです。排便するときに強くいきんだり、肛門に負担がかかったりするようなことが続けば、硬化剤でつぶされた血管が徐々にふくらんで内痔核《ないじかく》が再発します。出血が止まったからと安心せず、生活療法によって痔の悪化を防ぐ必要があります。

◇ゴム輪結紮《けっさつ》療法

肛門から脱出した**内痔核《ないじかく》**に対して行われる治療法です。**痔核《じかく》の根もとにゴム輪をかけて徐々に締めつけ、血行を遮断して痔核《じかく》を脱落させます。**痔核結紮器《じかくけっさつき》（マックギブニー）という特殊な器具と肛門鏡を用いて、痔核《じかく》の根もとにゴム輪を装着します。すると1～2週間で、痔核《じかく》は壊死《えし》してゴム輪と一緒にぽろりと取れます。傷も残らず出血や痛みも生じない治療法です。

ただし、痔核《じかく》の大きさによっては、ゴム輪がはめられなかったり、逆に抜けてしまったりするので、大きさや場所によってはこの治療法ができない場合があります。

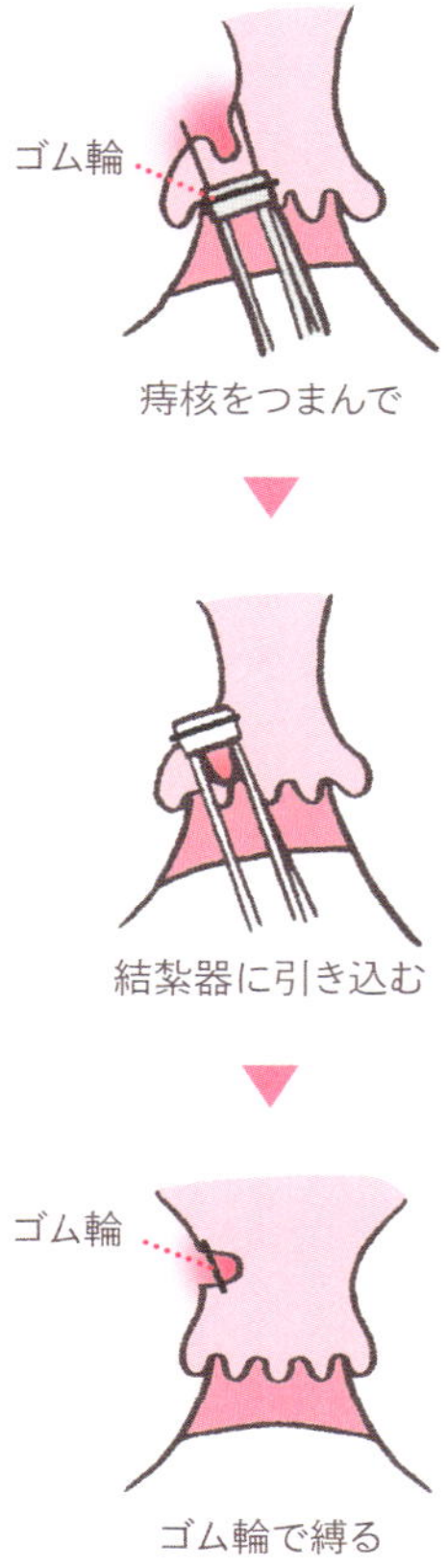
ゴム輪
痔核をつまんで
結紮器に引き込む
ゴム輪
ゴム輪で縛る

痔核の手術療法とＡＬＴＡ療法

保存療法や外来処置では改善しないようなケースに対しては、手術やＡＬＴＡ《アルタ》療法を検討します。

痔核《じかく》で手術の対象となるのは、内痔核《ないじかく》が外痔核《がいじかく》を伴って肛門から脱出し、患者さんの生活に支障が出ていて、ご本人が手術を希望する場合です。痔核《じかく》から繰り返し出血して貧血がひどく、保存療法や外来処置では改善しない場合にも手術やＡＬＴＡ《アルタ》療法を検討します。

以前は、手術の目的は痔核《じかく》を完全に取り除くことだったのですが、現在は、肛門の機能を損ねずにいかに患者さんの生活の質が上がるかに主眼が置かれています。**手術療法の対象となる患者さんの選択肢には、結紮《けっさつ》切除術、ＡＬＴＡ《アルタ》療法、ＰＰＨ《ピーピーエイチ》法があります。**

患者さんの痔核《じかく》の大きさ、程度、発生している場所、症状などによっても適している治療は異なります。医師とよく相談し、最適な治療を選びましょう。

◇結紮《けっさつ》切除術

腰から下に麻酔をかけて、痔核《じかく》に血液を送っている動脈を縛り、痔核《じかく》から肛門の外側の皮膚までを放射状に切り取る手術法です。痔核《じかく》を切除したあとは傷をそのまま開放しておく**開放法**と、皮膚の傷は残しておいて肛門の中の傷口はすべて縫ってしまう**半閉鎖法**があります。現在は、傷口の治りが早く、痛みの少ない半閉鎖法が主流になっています。

手術は30分もかかりませんが、術後2～3日後にむくみや痛み、出血などがもっとも強くなります。痛み止めなどで痛みは軽減しますが、自宅ではケアできないので、**この手術を受ける場合には1週間から10日前後の入院が必要になります。**

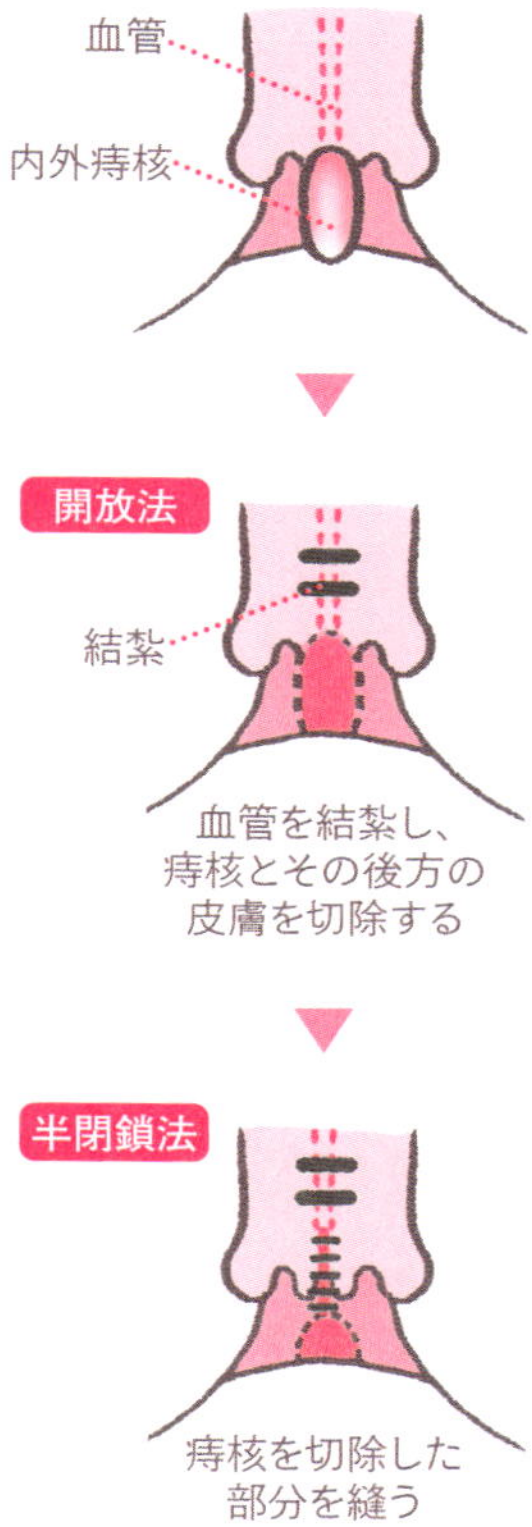

◇ALTA《アルタ》療法（ジオン注射）

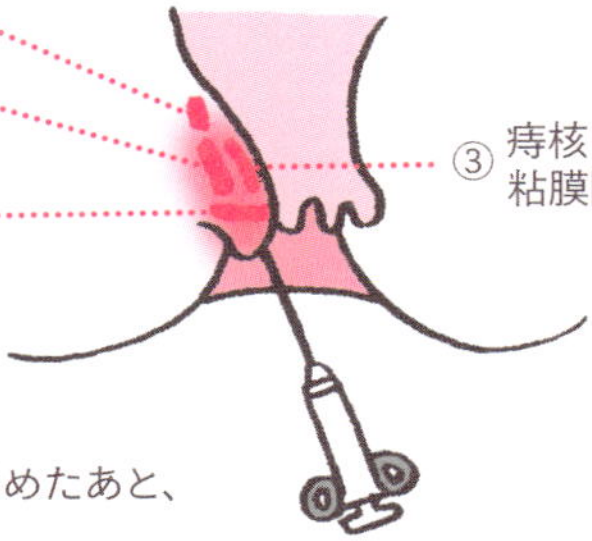

麻酔で肛門周辺の筋肉をゆるめたあと、痔核の①〜④に注射する

脱出がみられるⅢ度、Ⅳ度の内痔核《ないじかく》に対する治療法です。**硫酸アルミニウムカリウム・タンニン酸液を有効成分とする硬化剤を注射し、出血を止め、痔核《じかく》を小さくします。**

注射の前には、肛門周囲の筋肉をゆるめるために、肛門周囲あるいは下半身だけに効く麻酔をします。薬液をいきわたらせるために、**痔核《じかく》**の上側、中央、下側の粘膜《ねんまく》下層、痔核《じかく》中央の粘膜固有層に順番に針を刺し、一つの痔核《じかく》に対して4カ所に分けて注射します。この方法を四段階注射法と呼びます。複数の内痔核《ないじかく》がある場合には、それぞれ4カ所に注射します。投与後は、麻酔が切れるまで安静にする必要があります。

投与後は、出血が止まり、内痔核《ないじかく》が縮み始めます。痔核《じかく》は次第に小さくなり、1カ月後には脱出がみられなくなります。28日後の脱出解消率は94％で、手術と同じくらいの効果がありますが、1年後の再発率は16％で手術に比べると高めです。

からだへの負担が小さい治療ということで注目されていますが、痛みや出血、発熱、直腸狭《きょう》窄《さく》、直腸潰瘍《かいよう》などの合併症が出ることもあります。注射後は、手術と同じようなケアが必要な治療であることも覚えておきましょう。

なお、**外痔核**《がいじかく》にALTA《アルタ》注をすると強い痛みが出るので、外痔核《がいじかく》のみの場合や、外痔核《がいじかく》が大きい**内外痔核**《ないがいじかく》には適さない治療です。

治療は日帰りか、2～3日入院して行われます。

◇PPH《ピーピーエイチ》法

内痔核《ないじかく》**が全周にわたって直腸粘膜**《ねんまく》**を伴って脱出する場合にまれに行う手術法です。**筒状の肛門拡張器を使って脱出した**痔核**《じかく》や粘膜の部分を肛門内に押し戻し、その結果たるんでしまった直腸、肛門粘膜を切除して縫い縮め、もとに戻します。術後の痛みが少なく、あとも残りにくく、排便

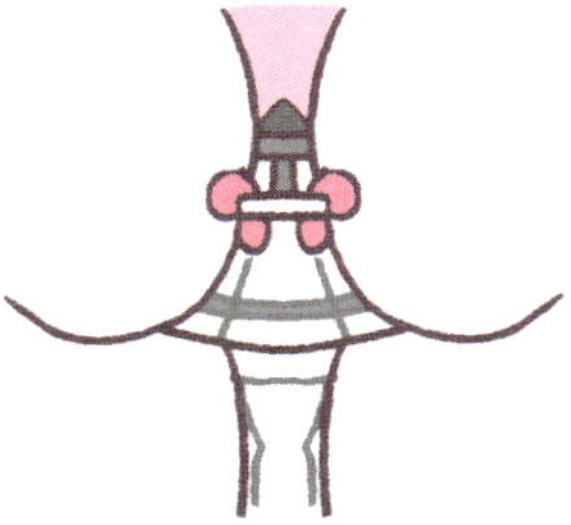

切除と縫合を吻合器が同時に行う

にも支障がないのが利点です。

しかし、傷が粘膜にとどまらず、筋層までおよんでしまうことがあり、骨盤内膿瘍《のうよう》による敗血症、強度の**肛門狭窄《きょうさく》**など重大な合併症が起こることがあります。また、頻度は低いものの、肛門の痛みや常に便意を感じるような症状が残ることもあるのが欠点といえます。

ＰＰＨでは、縫い縮めた吻合《ふんごう》部より下にある内痔核《ないじかく》や外痔核《がいじかく》は残ったままになるので、大きい外痔核《がいじかく》がある場合には適しません。器具の大きさが決まっていて、どんな場合でも直腸を全周的に傷つけることになるので、**痔核《じかく》が一つだけだったり、脱出がなかったりする痔核《じかく》には向かない治療**です。

一般的には3～4日の入院が必要です。大きな合併症がなければ、すぐに社会復帰することが可能です。

裂肛はどんな治療をするの？

裂肛《れっこう》の治療も、原因となる便秘や下痢を防ぎ、主に外用薬によって傷を治す保存療法が基本となります。

手術が検討されるのは、裂肛《れっこう》が慢性化して肛門が狭くなり、排便時に苦痛を生じている場合です。裂肛《れっこう》で受診している患者さんの約1割が、手術の対象になります。

裂肛《れっこう》の手術には、「**用手《ようしゅ》肛門拡張手術（AD）**」と「**内括約筋《ないかつやくきん》側方皮下切開術（LSIS）**」「**皮膚弁移動術（SSG）**」があります。

◇用手肛門拡張手術（AD）

切開は行わず、**指を挿入して狭くなった肛門を広げる手術です**。軽度の**肛門狭窄《きょうさく》**なら、この方法で改善します。

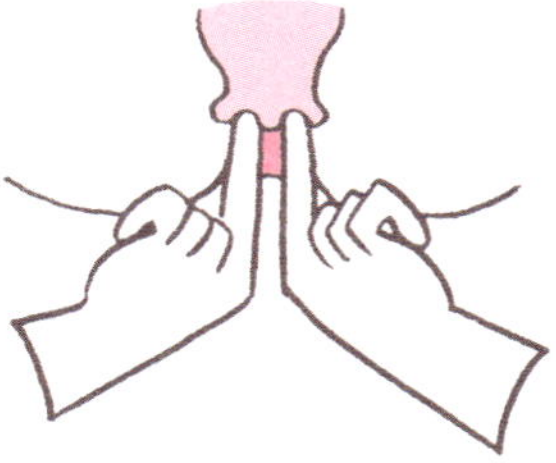

指を挿入して肛門を広げる

治療後は、便秘や下痢にならないようにし、裂肛《れっこう》の再発を防ぐことが大切です。

◇内括約筋《ないかつやくきん》側方皮下切開術（LSIS）

裂肛《れっこう》の手術ではこの方法が主流です。**開創器と呼ばれる器具を用いて肛門を広げ、狭くなった内括約筋をほんの少し切開する手術法です。**

局所麻酔で行える手術なので、外来で日帰り手術として行われることも多くなっています。手術後は肛門が広がって、排便時に肛門の皮膚が切れにくくなり痛みも軽減します。肛門括約筋を切るので、しばらくは肛門を締める筋肉の力が弱まりガスがもれることもありますが、短期間で括約筋の力は回復します。

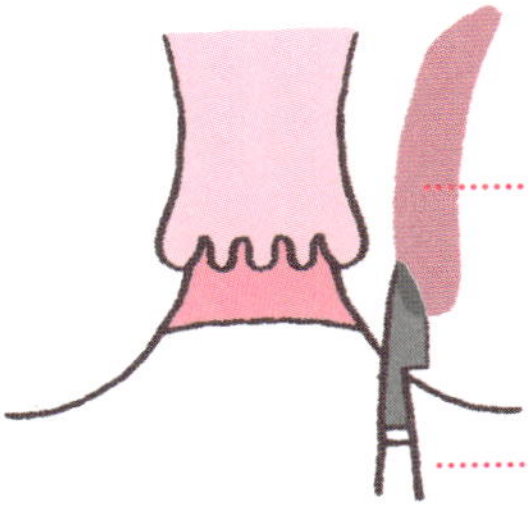

◇皮膚弁移動術（SSG）

極度に狭くなった**肛門狭窄《きょうさく》**に対して行われる手術です。**下半身麻酔を行い、裂肛《れっこう》の患部と肛門**

ポリープ、見張りいぼを切除し、狭くなった肛門を広げたあとに肛門の外側の皮膚を移動する方法です。この手術では、縫い目の部分に便がついて炎症を起こして出血などのトラブルを起こすことがあるので、内括約筋側方皮下切開術ではどうしても改善せず、手術しないと排便が困難な人などに限って行われるようになっています。

裂肛
①
肛門ポリープや潰瘍、
見張りいぼなどの
病巣を切除
広げる
②
括約筋の一部を切開し、
肛門を広げる
③
切開したあとに、
すぐ外側の皮膚を
移動して縫合する

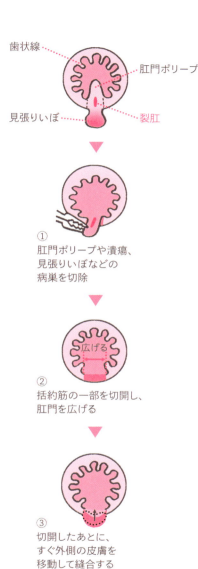

歯状線
肛門ポリープ

痔ろうはどんな治療をするの？

痔ろうの前段階である**肛門周囲膿瘍**《のうよう》の段階であれば、外来で、腫れている部分をメスで切開し膿《うみ》を出す処置を行います。膿が出てしまえば腫れが引いて、発熱や痛みは治まります。さらに炎症を抑えるために、抗生物質を処方します。

抗生物質を服用することで、3〜5割の人は痔ろうが形成されないまま完治します。膿の出口のトンネルが形成されて痔ろうになってしまった場合には、根治手術を行います。**痔ろうの手術には切開開放術と括約筋温存手術**《かつやくきん》**があります。**

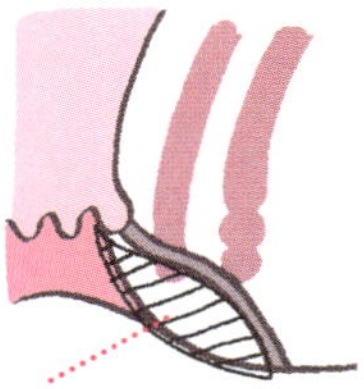

◇**切開開放術**

膿《うみ》のトンネルであるろう管を切開してそのまま縫合せずに開放する手術です。手術後は、おしりの肉が下から盛り上がってきて1カ月程度で完治します。肛門後方部に痔ろうがある場合には、括約筋《かつやくきん》を切除しても肛門の機能には影響がないので、この方法で治療します。再発がほとんどみられないのが利点です。

◇括約筋《かつやくきん》温存手術

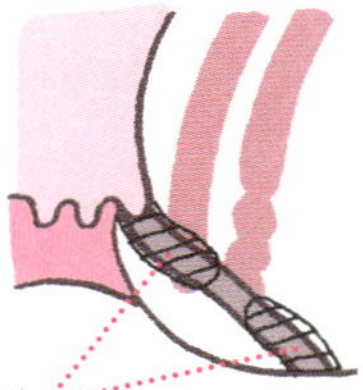

括約筋を切断せず、ろう管だけをくり抜くなど、なるべく傷つけないように温存する手術法です。膿《うみ》のトンネルが深いところを走っていたり、浅いところにあっても、ろう管が肛門側方・前方にあったりする場合には、切開開放術をすると括約筋に傷がついて肛門が変形し排便に不具合を生じるので、括約筋温存手術を行います。この手術を受ける場合には入院が必要です。

括約筋が温存できるのが利点ですが、欠点は、ろう管が一部残るために、切開開放術より若干再発率が高くなることです。完治する確率は70〜90%です。

◇シートン法

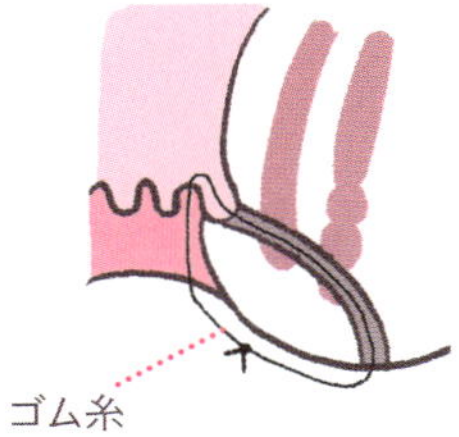

ろう管が発生した入り口から二次口へゴム糸を通して縛り、徐々にろう管を切開して開放する治療法です。ゆっくりとした切開開放術といえる方法です。ゴムはゆるむので、1～2週間ごとにゆるんだ部分を締めていきます。ろう管が深部からゆっくり治り、自然にゴムが外れます。

肛門括約筋《かつやくきん》へのダメージが少ないので、肛門が変形しにくいのがこの治療の利点です。その半面、切開開放術などより治療期間が長くなり、最低でも数カ月はかかり、通院回数が多くなるのが欠点です。

外来で行う場合と入院治療として実施する場合があります。

第6章

どうして痔になるの？

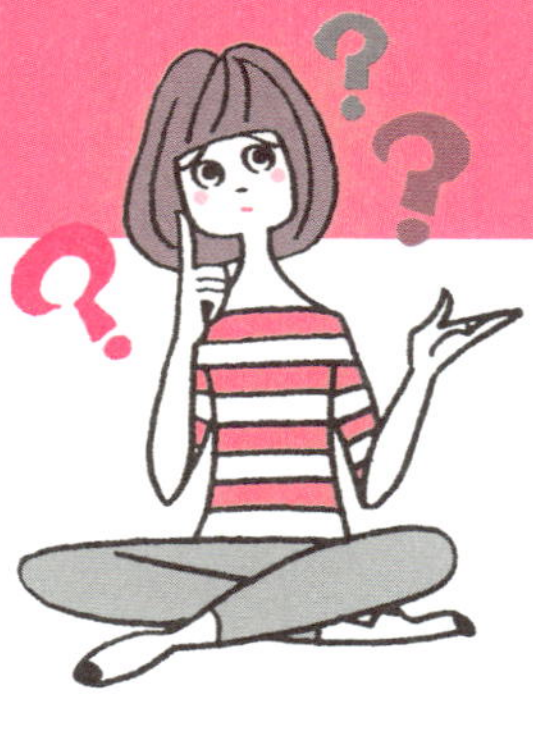

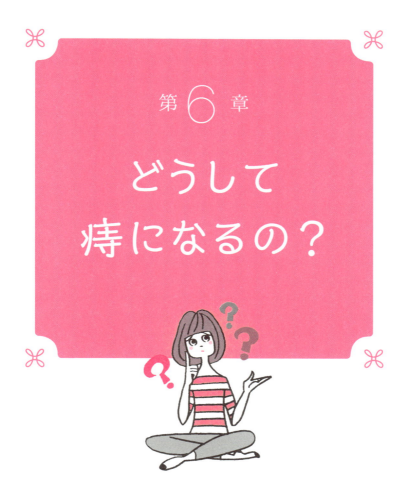

女性の痔の最大の要因は便秘

性・年齢別の便秘の有訴者率（人口千人当たり）

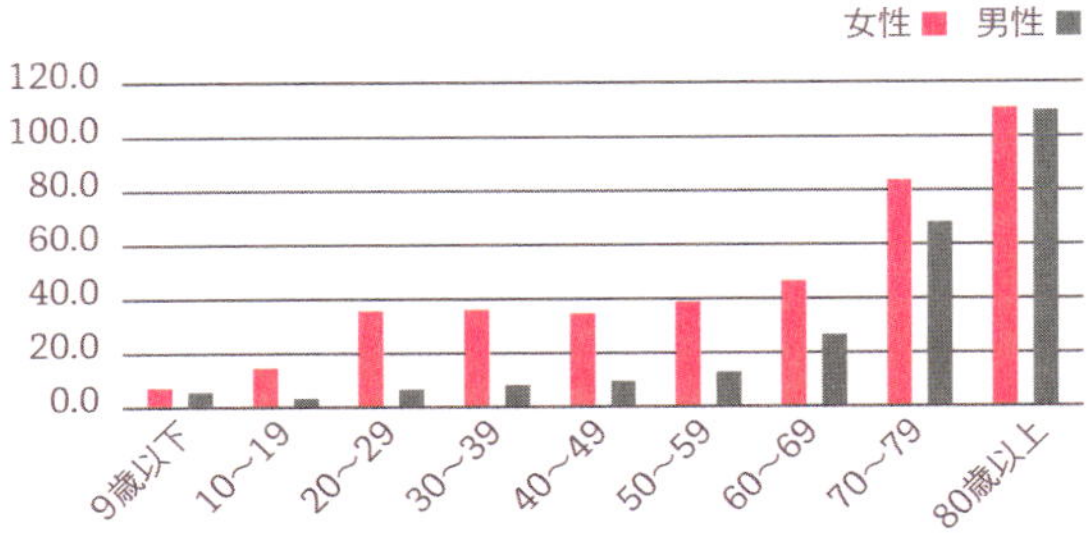

（2016年「国民生活基礎調査」（厚生労働省）より）

ここまでは、おしりのトラブルに悩み、困っている方への対処法や、肛門科での実際の治療法を記しましたが、そもそも人はなぜ痔になってしまうのでしょうか？

この章では、痔を発症するメカニズムや、女性が痔になりやすい原因などを解説していきます。痔の予防や再発防止に役立つ情報ですから、ぜひお目通しください。

痔ができたり悪化したりする主な原因は、便秘や下痢といったお通じの異常です。**とくに女性の場合は、痔になる最大の要因が便秘です**。便秘とは、便が出ない日が続いたり、出ていても残便感があったりする状態です。

便秘になると便を出すために必死でいきむので、**痔核**《じかく》ができて大きくなりやすいですし、硬い便を出したときにおしりが切れたり裂けたりする**裂肛**《れっこう》が慢性化しやすくなるのです。

「便が5日も出なくておなかが張ってつらい」「ウサギのふんのようにコロコロした便しか出ない」など、便秘に悩む女性は少なくありません。厚生労働省の２０１６年「国民生活基礎調査」によれば、女性の約20人に１人が便秘です。年齢層別にみると10代から60代までは便秘を訴える人は圧倒的に女性が多く、70歳以上になると男女ともに多くなります。

便秘にはいろいろな原因があるのでひとくくりにはできませんが、ここでは、大腸に病気がない人の便秘の原因を中心に話を進めます。

ダイエットで腸の動きが悪くなるワケ

では、10代から40代の女性に便秘が多いのはなぜなのでしょうか。女性が便秘になりやすい原因の一つに、ダイエットが挙げられます。とくに10代から30代の女性の多くは、もっとやせたいと考え、食事の回数や量を減らしたり、ご飯をしっかり食べずにお菓子で空腹を紛らわせたりしています。また、食物繊維の少ない偏った食事も便秘の原因になります。

ダイエットで食事を減らすと便秘になりやすいことを理解していただくために、便ができる仕組みを簡単に説明しておきましょう。

食べ物は口から入ると、食道を通過して胃に入ってドロドロになり、すい臓から出る消化酵素によってからだに必要な栄養素に分解され小腸で消化されます。食物繊維など消化されなかったものは、**腸のぜん動運動**によって大腸の中を肛門に向かって徐々に進んでいき、その間に水分が吸収されてだんだんまとまった形の便になっていきます。ぜん動運動というのは、腸が伸びたり縮んだりする動きのことです。私たちが眠っている間でも、腸は活動しています。

腸のぜん動運動が起こるきっかけは、胃に食べ物が入ることです。胃に新しい食べ物が入ってくると、**胃・結腸反射**と呼ばれる反応が起きて、脳から結腸に「食べ物が来たから場所を開けて」と指令が行き、腸のぜん動運動が起こっておしりの出口に近い直腸へと便が進んでいくのです。

ところが、**ダイエットによって口から入ってくる食べ物の量自体が少なくなると、便のもととなる食べ物の残りカスのかさ自体が不足してしまうので、便秘になってしまうのです。**ある程度食事はしていても、食物繊維が少なければ、便秘になりやすくなります。

また、食事の回数が減ると、胃・結腸反射がうまく機能しなくなり、腸のぜん動運動が起こりにくくなる人もいます。腸の動きが悪くなって便が腸にとどまる時間が長くなると、水分が必要以上に吸収されてしまい、ウサギのふんのようにコロコロした便になることがあります。

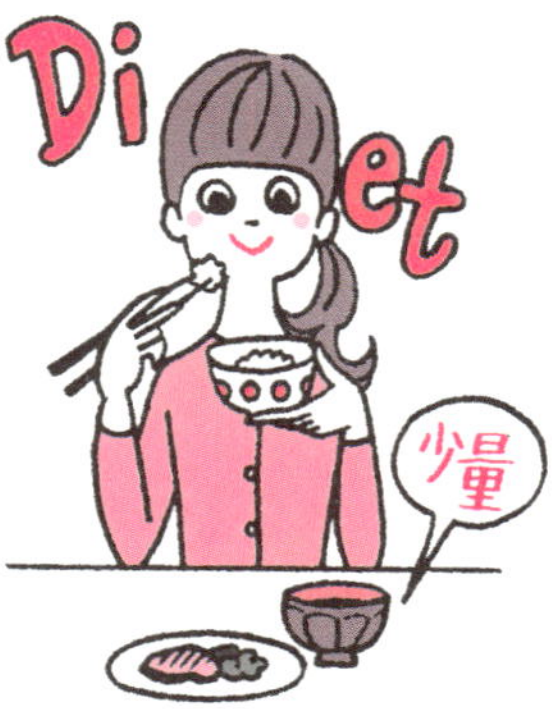

ダイエットは便秘を引き寄せる!?

女性ホルモンと便秘との関係は？

女性に便秘が多いのは、ホルモンや月経周期とも関連しています。一般的には、月経前には便秘になり、月経が始まると今度は下痢をしやすくなります。

女性ホルモンには、卵胞ホルモン（エストロゲン）と黄体ホルモン（プロゲステロン）の2種類があります。**便秘と関係しているのは、黄体ホルモンです。**黄体ホルモンは、排卵から月経までの期間に多く分泌され、子宮内膜を厚くして、受精卵が育つためのふかふかなベッドを準備する役割を果たしています。**黄体ホルモンは、胎児をしっかり着床させて流産させないように子宮の収縮を抑える働きもあるのですが、同時に腸のぜん動運動も抑えてしまう**ので、排卵から月経が起こる時期には便秘になりやすいのです。このホルモンは水分をからだにためこむ働きもあるので、黄体ホルモンが多く分泌される時期には、おしりに行く前に水分がたくさん吸収されてしまい便が硬くなりやすい傾向があります。**月経前にいつも便秘になるという人は、その時期には**

水分を多めにとるなど月経周期に合わせた対策を講じるとよいのではないでしょうか。

黄体ホルモンは、妊娠初期にもたくさん分泌されます。妊娠中に便秘になりやすいのは、胎児が大きくなって腸が圧迫されることだけではなく、このホルモンの影響もあるのです。

女性は男性より便を押し出す力が弱い

女性が男性に比べると**腹筋が弱いことも、便秘が多いことと関係しています**。意識することは少ないかもしれませんが、排便時には腹圧をかけて便を肛門の外へ押し出しています。おなかの筋肉が少ないと腹圧がかかりにくいため、便が出にくくなります。

腹筋は、便のもととなる食べ物の残りカスをおしりへと移動させる腸のぜん動運動を支える筋肉の一部です。腹筋が弱ければ、大腸を動かす平滑筋《へいかつきん》と呼ばれる筋肉も弱い可能性が高く、腸の中で便を移動させていくぜん動運動も起こりにくくなります。年齢が上がると便秘の発症率に男女差がなくなるのは、一般的に、男性も加齢に伴って腹筋が弱くなるからです。

便意をもよおしたらがまんは禁物、すぐにトイレへGO!

腸のぜん動運動が起こって、便が直腸まで到達すると直腸のセンサーが反応して脳に指令を送り、便意をもよおします。皆さんは、便意を感じたときにすぐにトイレへ行っていますか? 朝、時間がないから便意があってもがまんしてそのまま外出してしまったり、学校や職場、外出先では、便意を感じても、恥ずかしいからトイレに行かずにやり過ごしてしまったりする女性は少なくないのではないでしょうか。乳幼児を子育て中の女性の中には、お子さんの世話をしているときに便意を感じてもすぐにはトイレへ行けないという人もいるかもしれません。

排便はだれもがする行為であり、健康のため、そしてお肌の調子を整えるためにも定期的な排便が非常に重要なのですが、とくに女性は排便を恥ずかしいことと思ってしまいがちです。外出時や旅行中は、便意があってもがまんしてしまい、排便をしないという人もいます。

経験がある人も多いと思いますが、便意があっても、何らかの事情ですぐトイレに行けない場合には、そのうちに便意は遠のき、排便しなくても済んでしまいます。そうやって**がまんを繰り返していると、直腸にとどまった便の水分が吸収されて硬くなり、便が出しにくくなります。**

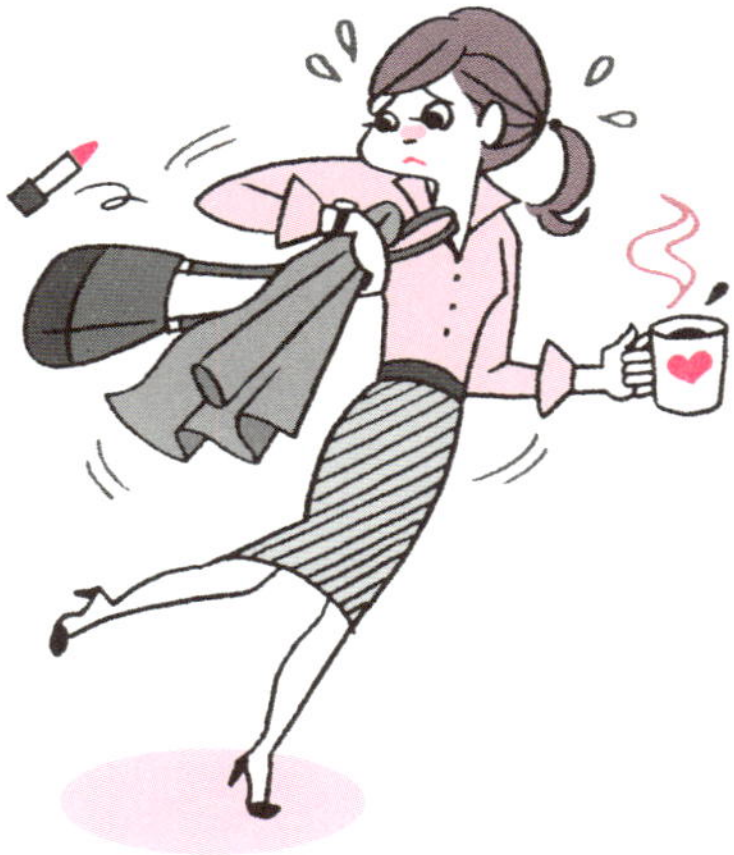

それだけではありません。便意をがまんし過ぎると、直腸のセンサーが鈍くなって機能しなくなり、**慢性的に便意を感じなくなることがある**のです。専門的には、こういう状態の便秘を**直腸性便秘**と呼びます。そうなると、直腸まで便が下りてきていつ排出してもいい状態になっているのに便意を感じないので、放っておくと何日も便が出ず、滞った便が硬くなって、**痔核**《じかく》や**裂肛**《れっこう》を引き起こす原因にもなります。

ストレス・睡眠不足も便秘や下痢の原因に

腸のぜん動運動は、ストレスに大きく影響されます。試験や面接の前、ピアノの発表会、大事なプレゼンテーションの日などに、おなかが痛くなったり下痢をしたりした経験はないでしょうか。そういったことが起こるのは、**ストレスで緊張状態が高まると、腸のぜん動運動を促す自律神経の働きが乱れてしまうからです。**

腸と脳は密接に関わっていて、腸のぜん動運動は、脳の視床下部と呼ばれる部分がコントロールする自律神経の働きによって調整されています。自律神経には、交感神経と副交感神経があり、仕事中や強いストレスにさらされているときは交感神経が優位に、リラックスしているときは副交感神経が優位になります。**腸のぜん動運動は、副交感神経が優位になったときに起こりやすい**ので、ストレスが強く、本当はリラックスしてもいいときに交感神経が優位な状態が続くと、腸がうまく動かず、便が腸の中に滞って便秘になりやすくなります。また、睡眠不足のときにも、自律神経の働きが乱れ、便秘になることがあります。

逆に、ストレスにより自律神経の働きが影響を受け、腸のぜん動運動が何度も起こってしまうと、腸で十分に水分が吸収されないうちに便が肛門まで到達してしまって、下痢になります。

つまり、**ストレスは便秘も下痢も引き起こす**わけですが、どちらも慢性的になればなるほど痔になりやすくなるのです。

安易な便秘薬の乱用が痔をまねく

便秘に悩んでいる女性の中には、市販の便秘薬を毎日飲んで便を出している人が少なくありません。そういった薬の常用が、おしりのトラブルにつながることもあります。

医師が処方する便秘の薬には、主に大腸を刺激する下剤、便をやわらかくする緩下剤、漢方薬、消化管運動機能改善薬があります。一方、市販の便秘薬は、センナ、大黄《ダイオウ》など大腸を刺激する成分を含んでいる下剤が多くなっています。女性向けにきれいな色でコーティングしている便秘薬もありますが、そういったものも成分をみるとほとんどが刺激性の下剤です。

このタイプの薬は、大腸の神経に作用して腸のぜん動運動を引き起こすことで便の排出を促します。そのため、便は下痢状になってしまうことが多く、腸が強く伸び縮みするときにおなかが痛くなる人もいます。どうしても便が出にくいときに一時的に使うくらいならかまいませんが、問題は、**大腸刺激性下剤は長期間連用することで効果が減弱し、習慣化してしまう**場合があることです。使用しているうちに内服量が増えてしまったり、やめられなくなってしまったりすることもあります。

下剤を日常的に使っている人は、シャーっと、水のような便を出すことが当たり前になっています。ところが、**毎日下痢をしていると痔にもなりやすくなります。**シャーっと水のような便が勢いよく出たときにおしりが切れて**裂肛**《れっこう》になることがあります。また、免疫力が落ちたときに下痢状の便が肛門陰窩《いんか》のくぼみに入って炎症を起こすと、**痔ろうの原因となる肛門周囲膿瘍**《のうよう》になってしまうことがあります。

下剤を日常的に服用していて、毎日下痢をしているような人の中には、肛門がきゅっと締まって肛門の開きが悪くなる**肛門狭窄**《きょうさく》を起こしている人も少なくありません。肛門は便が出る際に広がりますが、下痢便では広がることがなくなり、ストレッチをしなくなったように硬いままで狭く固まってしまいます。

刺激性の下剤を長い期間飲み続ける弊害はそれだけではありません。大腸を内視鏡で内側から見てみると、正常な大腸粘膜《ねんまく》はきれいなピンク色をしています。しかし、刺激性の下剤を何年も服用し続けている人の大腸は、まるで墨汁を塗ったように真っ黒になっていることが少なくないのです。

大腸が真っ黒になった状態を専門的には、**大腸黒皮症**《こくひしょう》（**大腸メラノーシス**）と呼びます。大腸黒皮症《こくひしょう》になると神経細胞がダメージを受けて大腸の機能が低下して腸が動きにくくなるので、ますます便秘が悪化します。

「トイレに長居」することが、痔核を育てています

排便をするとき、トイレに5分以上こもっていませんか？　便意を感じるとトイレにスマートフォンやまんが、本などを持って入る人もいるようですが、このような習慣は控えましょう。

なぜなら、**トイレに座っていきむ時間が長いと、痔核《じかく》を大きくすることにつながるからです。**

おしりには、細かい血管の集まりである**静脈叢《じょうみゃくそう》**があります。この静脈叢の血液の流れが滞り、うっ血すると痔核《じかく》ができやすくなります。

便を出そうと思っていきみ過ぎたり、硬い便を思い切り出そうと長時間奮闘したりすることで、肛門周辺がうっ血し、痔核《じかく》ができるのです。長時間座り続けるなど同じ姿勢でいきみを繰り返すだけでも痔核《じかく》は大きくなります。

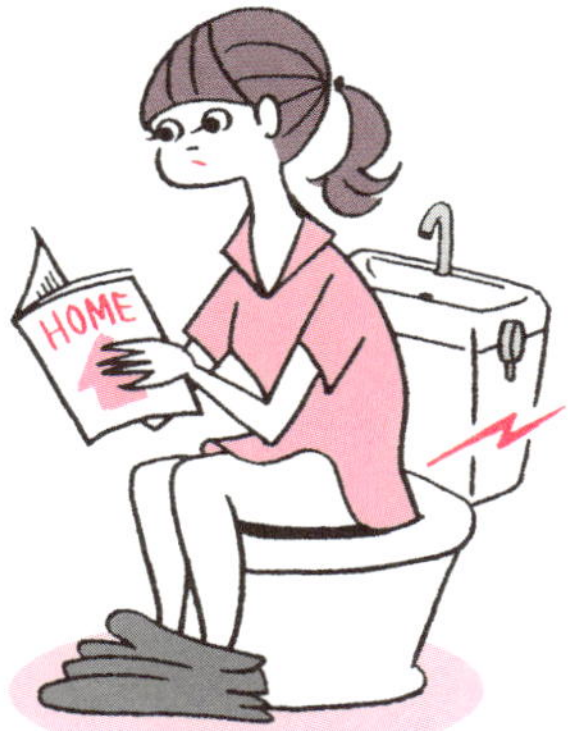

大きい痔核《じかく》をもつ患者さんに聞いてみると毎回30分以上トイレに座っているという人がいるのですが、**トイレに長居することは、痔核《じかく》を育てているようなもの**です。便がすべて出たあとでも、痔核《じかく》がおしりにあるのを「便が残っている」と勘違いしていきみ続け、どんどん痔核《じかく》を大きくしてしまっている人もいます。

いきんで便を出し切った爽快感を味わいたいという人もいるかもしれませんが、そのために肛門に負担をかけて痔が再発してしまっては元も子もありません。

トイレに座る時間は、長くても3分以内にとどめましょう。何か残っているような感じがしたとしても、強くいきんだりせずに、おしりをきれいにして、一度トイレから出ましょう。直腸の中に多少便が残っていても健康に悪影響はありませんし、すべて出し切れるものでもありません。

トイレの時間を短くすることだけでも、痔核《じかく》を縮小させる効果があります。痔核《じかく》にならないためには、トイレに長く座り続けない習慣をつけることも大切です。

冷えやウエイトトレーニングも痔のきっかけに

冷え症は、便秘と同じように女性に多い症状の一つです。女性に冷え症の人が多いのは、一般的に熱を作り出す筋肉量が男性よりも少ないからといわれます。また、からだの冷えは、血液の循環が悪くなることによっても起こります。おしりも含めて全身にはりめぐらされた血管には心臓から酸素や栄養素を含んだ血液が送られ、二酸化炭素や老廃物を回収してまた心臓へ戻っていきます。血液の循環は、心臓より下にある下半身や心臓から離れている手足ほど滞りやすく、手足やおしりは冷えやすくなります。

おしりが冷えてしまうと、静脈叢《じょうみゃくそう》に血液がうっ血しやすく、痔にもなりやすくなります。デスクワークなどで座り続けていることでも血液の流れが滞りやすくなりますので、頻繁に立ったり足を動かしたりすることが大切です。からだを締めつけるようなガードルや洋服も、血液の流れを悪くし冷えにつながりやすくなるので、痔になっているときにはゆったりとしたものを着るようにしましょう。

また、ウエイトトレーニング、ゴルフのスイングなどでぐっと力を入れて踏ん張ったときに、おしりに急に血豆（**血栓性外痔核**《けっせんせいがいじかく》）ができる人もいます。

妊娠・出産で痔が悪化する人も

妊娠中は、女性ホルモンの影響で便秘になりやすく、それだけでも痔になるリスクが高まります。さらに、胎児の成長とともに子宮もどんどん大きくなって直腸や肛門を圧迫し、おしりに血液がうっ血しやすくなります。おなかが大きくなってくると、思うようにからだが動かしづらくなるので、座っている時間が長くなることも、

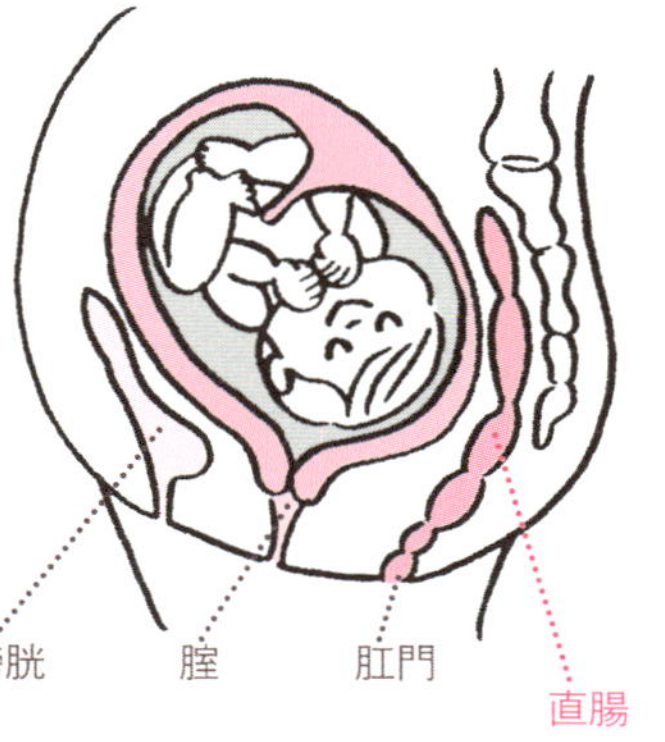

胎児が大きくなることで直腸が圧迫され、痔が悪化することがあります

おしりのうっ血を助長します。

また、出産のときには何度も強くいきみますから、痔が悪化しやすくなります。**妊娠中、出産時には、痔核《じかく》や裂肛《れっこう》になりやすい条件がそろってしまうのです。**

妊娠中に痔核《じかく》や裂肛《れっこう》になっても一時的なもので、出産後には自然に治る場合もあります。もともとⅢ～Ⅳ度の痔核《じかく》がある人や裂肛《れっこう》を繰り返している人は、**出産によって必ずといっていいほど症状が悪化**しますので、妊活中や妊娠がわかった時点で治しておくことをおすすめします。

第7章

治ったあとも油断は大敵

―痔を再発させないための予防法―

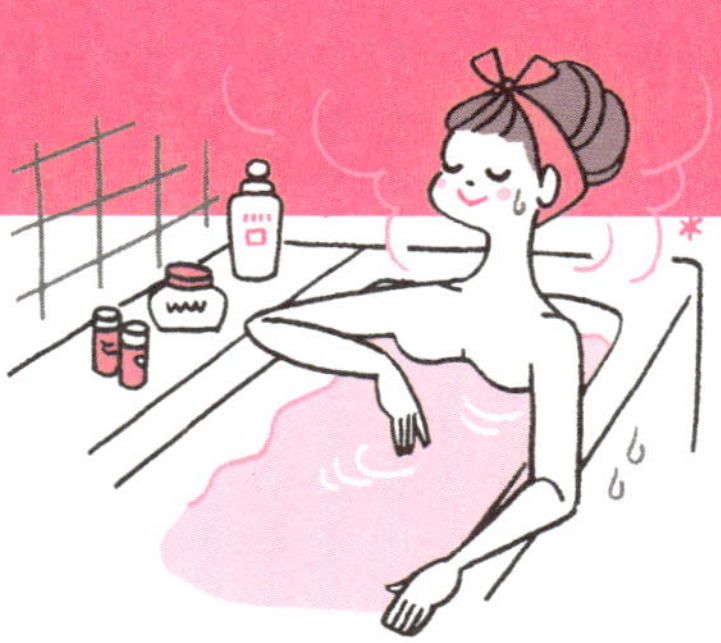

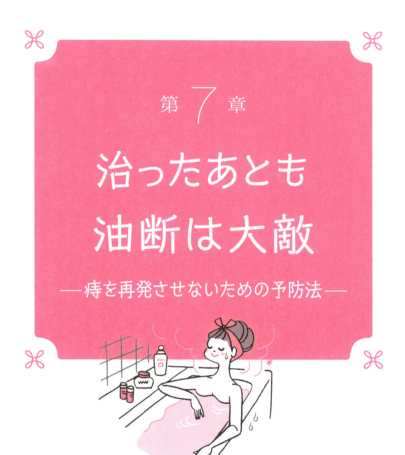

便意がないときには「無理にいきまない」こと！

ここまで読んでくださった方はすでにおわかりのように、**痔の主な要因は便秘と下痢です**。とくに女性は、便秘になりやすいので、それがもとで痔になったという人も多いのではないでしょうか。セルフケア、あるいは病院での治療によってせっかく痔の症状が改善しても、また便秘が続けば痔が再発してしまいます。

再発を防ぐためには、第一に、便意を感じたらすぐにトイレへ行くことです。便意をがまんすると、そのうちに便意が遠のき、時間がたつうちに直腸まで到達した便が硬くなり、便秘になりやすくなります。便秘になって強くいきめば、また**痔核**《じかく》や**裂肛**《れっこう》になってしまいます。

また、便意をがまんし過ぎると、便意を感じなくなる**直腸性便秘**になることもあります。

「そうはいっても、朝は時間がなくて、ついがまんしてしまうのです」とおっしゃる患者さんもいます。女性は、お化粧をしたり髪を整えたり、一般的に男性より朝の身支度に時間がかかると思います。家族がいる人は、朝食やお弁当の準備、お子さんの世話をしたりで朝は忙しく、便意があってもついあと回しにしてしまっているかもしれません。

でも、**便意をがまんしてしまうと、また痔になって、痛みや不快な症状に耐えなくてはならない日々に逆戻り**してしまいます。

再発しないためだと思って、朝は30分、あるいは15分でも早く起きて時間に余裕をもつようにし、排便を済ませてから出かけられるようにしましょう。また、職場や外出先で便意を感じたときにも、がまんしてトイレに行かないということがないようにしてください。

逆に、何が何でも朝、排便をしないと気が済まず、便意がないのにいきんで痔を悪化させている女性もいます。朝、排便してから出かけることが理想ですが、日によっては出ないときもあるでしょう。便意がないときに無理にいきめば、またおしりのクッションが大きくなって肛門から飛び出すほどに成長してしまいます。**便意がないときには無理にいきまないようにする**ことも大切です。

朝食抜き、ダイエットは厳禁です

便秘を予防するためには、ボリュームのある朝食をしっかりとることも重要です。眠っていた腸は、朝食をとることで刺激されて**胃・結腸反射**を起こし、夜のうちにたまっていた便を直腸へ送り出します。その便が直腸を刺激して便意が起こり排便を促すのです。朝は1日の中でもっとも胃・結腸反射が起きやすい時間帯です。

胃・結腸反射を起こすためには、ある程度ボリュームのある朝食を食べる必要があります。朝食を抜いたり、食べたとしても野菜ジュースだけ、コーヒーとパンだけといったわずかな量だったりしたら、胃・結腸反射は起きにくくなります。

ところが、毎日を忙しく過ごす人が多いせいか、現代は朝食をとらない人が増えています。「国民健康・栄養調査」（厚生労働省、2017年）によれば、女性の10・2%、つまり10人に1人は、朝食をまったく食べないか、菓子・果物しか食べていません。20代の女性に限定するとその割合

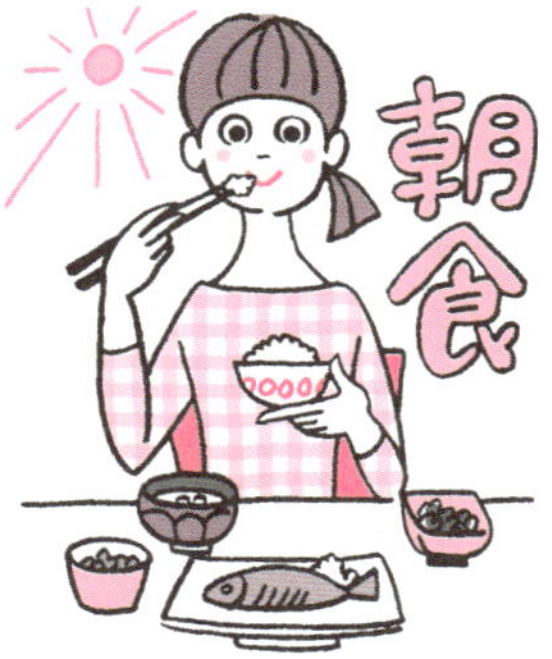

は23・6%、およそ4人に1人はきちんとした朝食をとっていません。30代女性でも15・1%、40代女性では15・3%がしっかり食べていません。

便秘、そして、痔を予防するためには、ダイエットも禁物です。第6章でも解説したとおり、便は食事の残りカスです。食事量が少なければ直腸を刺激する便のかさが増えず、便意は起こりにくくなります。ダイエットを繰り返すことは、便秘を作りだしているようなものです。

痔を予防するためにもダイエットはやめて、朝食にもっともウエイトを置きつつ、3食ともバランスのよい食事をとるようにしましょう。

水分はしっかりとり、食物繊維の多い食事で便秘解消を

食事のポイントは、**食物繊維が豊富な食品をしっかりとる**ことです。また、スープやみそ汁、食事の合間の水分補給など、1日2リットルは水分をとるように心がけてください。

食物繊維はからだの中で消化吸収されない成分であり、たくさん食べても太る心配がありません。消化されないまま大腸に送られるので、摂取カロリーをそれほど増やさずに便のかさを増やし、腸を刺激する役割も果たしてくれます。

食物繊維には、穀類、豆類、かんぴょうなどに多く含まれる不溶性食物繊維と、海藻類、果物、モロヘイヤなどに多く含まれる水溶性食物繊維があります。不溶性食物繊維は、胃や腸で水分を吸収して便の核となってかさを増し、腸を刺激してぜん動運動を活発にします。水溶性食物繊維は、水分を抱き込んで便をぬるぬるのかたまりにし、胃腸内をゆっくり進みます。食べ過ぎを防ぎ、食後血糖値の急激な上昇を抑えるためにも一役買っています。便秘解消のためには、どちら

もしっかりとることが大切です。

厚生労働省の「日本人の食事摂取基準」（2015年版）によれば、成人女性の食物繊維摂取目標量は1日18gです。便秘解消のためにはそれでは少なく、1日20〜25gを目標にしてほしいと思います。

しかし、同「国民健康・栄養調査」（2017年）によれば、女性の食物繊維摂取量の平均は1日14・3gで、年代別に見ると20代女性の平均は11・8g、30代女性は12・5g、40代女性は13・0gと若い女性ほど大幅に不足しています。

とくに便秘気味の女性は、不溶性と水溶性両方の食物繊維が豊富な食事をとるように心がけましょう。食物繊維は穀類、豆類、野菜、いも類、きのこ、海藻類に多く含まれます。主食を白米から雑穀米や玄米に代えたり、白米に押し麦を混ぜて炊い

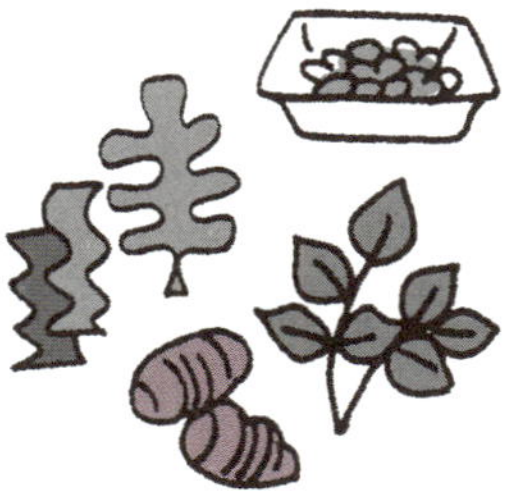

水溶性食物繊維の多い食品

納豆、海藻類、さといも、モロヘイヤなどのほか、完熟した果物も

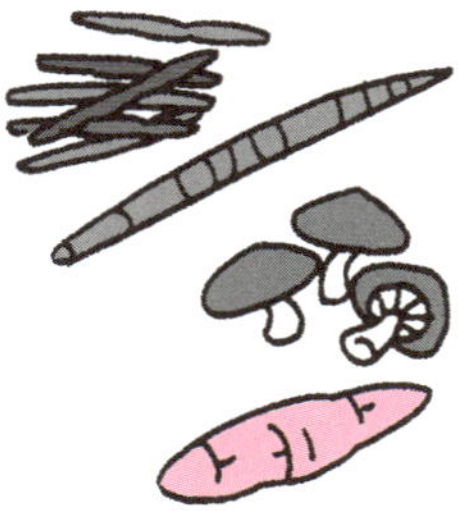

不溶性食物繊維の多い食品

いんげん豆など豆類、ごぼう、きのこ類、さつまいも、セロリなど

たりするだけでも、食物繊維の摂取量は増えます。

買ったお弁当や総菜、外食で食事を済ませることが多い人は、食事に納豆を1パック、切り干し大根やひじきの煮物の総菜を加えるなど、食物繊維を増やす工夫をしてみてください。最近は、弁当や総菜のパックに食物繊維の含有量が書いてありますので、購入時にチェックして食物繊維が多いものを選ぶように心がけましょう。

ただし、**けいれん性便秘**の人は食物繊維で腸を刺激し過ぎるとかえって調子が悪くなります。けいれん性便秘とは、ストレスなどによって腸のぜん動運動が強すぎるために起こる便秘です。そういう方は、海藻などに多い水溶性食物繊維を中心にとるようにしましょう。不溶性食物繊維が多いごぼう、セロリ、たけのこなどの繊維質の多い食品は、よく煮てやわらかくし、大量に食べたりしないようにしてください。豆類もやわらかく煮たりスープにしたりするなど、消化がよくなるようにするとよいでしょう。

腸内環境を整え、腸内美人になろう

人間の腸の中には、100兆個以上の細菌がすんでいるといわれます。その種類も約1000種にもおよびますが、大別すると、**ビフィズス菌、乳酸菌のようにからだによい働きをする「善玉菌」**と、**悪影響を及ぼすウェルシュ菌やブドウ球菌、大腸菌のような「悪玉菌」**、そして、健康なときにはおとなしくしているのに**からだが弱ると悪玉に変わる「日和見菌《ひよりみきん》」**に分けられます。もっとも多いのは、日和見菌です。

近年、研究が進み、腸内細菌が体内に侵入した病原体からからだを守ったりがんを予防したりする効果があるなど、免疫機能ややせやすさ・太りやすさとも関係していることがわかってきています。

悪玉菌が増えると、腸のぜん動運動を低下させたり、感染症を引き起こしたりします。腸のぜん動運動が低下すれば便秘になりますし、感染症で下痢になれば、痔が再発するきっかけになります。

そうならないように、**乳酸菌を増やすような食品を毎日食べ、腸内環境を整えましょう。**乳酸菌を増やす食品には、ヨーグルト、納豆、キムチなどがあります。玉ねぎやごぼうに多く含まれているフラクトオリゴ糖も乳酸菌を増やす効果が期待できます。

乳酸菌やオリゴ糖などを配合したヨーグルト、ドリンク、甘味料も販売されていますので、いろいろ試してみて、自分のからだに合うものを選ぶとよいでしょう。

食物繊維は有害な物質を吸着して便と一緒に排出する働きもしているので、食物繊維の多い食品をとれば、悪玉菌を減らし善玉菌を増やすことにもつながります。

いつもおしりを清潔に！

排便のあと、温水洗浄機能付き便座などでおしりを洗い、**肛門の清潔を心がけることも痔の再発予防の重要なポイント**です。

第3章でも解説しましたが、紙でこすって拭くのではなく、温水で軽く洗い流すようにしてください。温水洗浄機能付き便座では、水の勢いは「弱」にし、くれぐれも肛門の中には水を入れないように注意しましょう。

温水洗浄機能付き便座がなく、シャワーや座浴で洗う方は、石けんをつけずに洗い流すようにします。石けんで洗うのは清潔になるからよいと考えがちですが、石けん成分が残ると、かえって肛門周囲を刺激してしまいます。また、タオルなどでごしごしこすれば、皮膚を傷めることにつながりますので注意しましょう。慣れないうちは大変だと思うかもしれませんが、繰り返し洗っているうちに短時間で洗えるようになります。

トイレや浴室におしり拭き用のやわらかいタオルやガーゼを用意しておき、軽くたたくように拭いておしりをしっかり乾燥させることも大切です。

毎日の入浴で痔の原因の「冷え」を防止

女性にとって、そして痔にとっても、冷えは大敵です。入浴は、おしりの清潔を保つうえで大切ですが、血行をよくしておしりの血液のうっ血を防ぎ、冷えを予防するうえでも有効です。

毎日、シャワーではなく**ゆっくり湯船につかり、からだを温めましょう**。繰り返しになりますが、洗うときには、石けんを使ったりごしごしこすったりしないようにしてください。下半身だけ湯船につかる半身浴でもいいでしょう。暑い時期になると、シャワーだけで済ませる人もいますが、痔の予防には湯船につかっておしりまで温めるのがポイントです。

女性の中には、夕方になると足がむくんだり、冷え症に悩んでいたりする人も多いと思います。

入浴、半身浴は、むくみや冷え症の改善にも効果的です。

思いついたら、姿勢を変える習慣を

立ちっぱなし、座りっぱなしなど同じ姿勢をとり続けることは、おしりの血液をうっ血させ、痔の再発につながります。**同じ姿勢を長時間続けるのは避けましょう。**手芸や絵画、マージャンなど、座りっぱなしになりやすい趣味にも要注意。デスクでネットサーフィンをダラダラ続けるのもいけません。

そうはいっても痔の予防のために仕事や趣味を変えることはできないでしょうし、その必要もありません。立ち仕事やデスクワークなら、また痔でつらい思いをしないように、途中で、**できる限り歩くようにしたり、何度か血行を改善するような体操をしたりすればよいのです。**ずっと立っていなければいけないときには、かかとを上げてつま先立ちになって5秒くらい静止し、かかとを下ろすということを繰り返せば、ある程度下半身へのうっ血は防げます。デスクワークの人は、机の下でときどきつま先を立ててみる、足首を回すなど、足を動かす動作をしておしりへのうっ血を防ぎましょう。

有酸素運動＋腹筋運動で便秘解消を

便秘を解消するのに効果的な運動は、ウォーキング、水泳、ジョギング、エアロビクスなどの有酸素運動です。**有酸素運動は、からだに酸素を取り込んで新陳代謝を活発にし、おしりを含む全身の血流改善を促します**。便秘や下痢といった排便の不具合はストレスと密接に関連していますが、運動はストレス解消にも役立ちます。

有酸素運動に加えて、腹部の筋肉を鍛える運動を習慣にすると便秘の解消のためにもよいでしょう。腹筋が弱いと便が押し出されにくくなり、便秘につながります。女性は男性に比べて腹

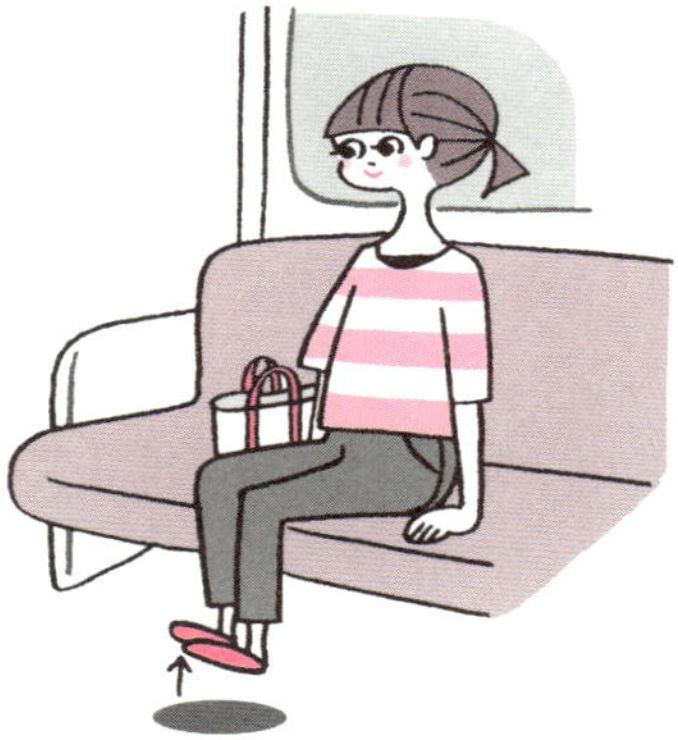

筋が弱いので、とくに腹筋を鍛える必要があります。テレビを見ながらでもいいので、あおむけに寝て膝を立て、おへそをのぞき込むように起き上がる腹筋運動を1日20回から始めてみましょう。

電車やバスに座ったときに、脚をそろえ、腹筋に力を入れて足を浮かせ30秒静止するだけでも腹筋は鍛えられます。

さらに、「の」の字を書くようにおなかをマッサージすることでも腸が刺激され便通が促されます。

1日1度は肛門体操を心がけて

おしりに血液がうっ血するのを防ぐためには、**肛門を動かして血行を促す肛門体操もおすすめです。**肛門体操と聞くと難しく感じるかもしれませんが、だれでもできる簡単な体操です。

頭のてっぺんに肛門を引き上げるように、ぎゅっとおしりの穴を締めたら力を抜き、またぎゅっと締める。これを5〜6回繰り返すだけです。慣れてきたら回数を増やしましょう。

やってみよう　肛門体操

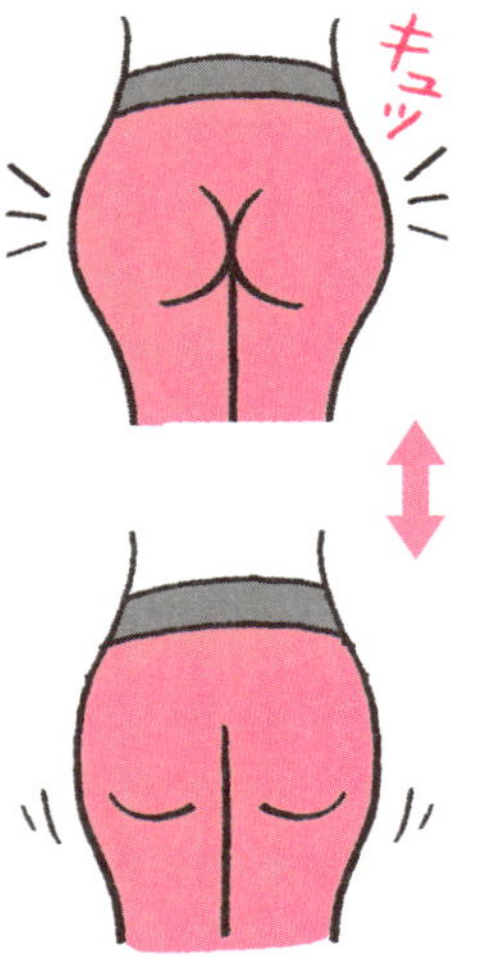

おしりを締めたらゆるめる。
これを５〜６回

肛門を取り囲んでいる筋肉には、内肛門括約筋《ないこうもんかつやくきん》と外肛門括約筋《がいこうもんかつやくきん》がありますが、外肛門括約筋は自分の意志で動かすことができる筋肉です。肛門体操によって血行をよくしたり、肛門の締まりをある程度よくしたりすることも可能なのです。また排便の際には、肛門は便が出るのとともに外に、うっ血し、めくれ出てきています。**排便のあとに肛門体操をすることで、めくれ出た肛門をもとに戻し、うっ血を改善する**ことになります。

肛門体操とあわせて、下半身の筋肉を鍛えるスクワットなども毎日行うように習慣づければ、痔の予防になるだけではなく、脚のむくみも解消され筋肉もつくのですから一石三鳥です。筋肉がつけば新陳代謝がよくなり、同じように食べても肥満になりにくくなるというおまけもついてきます。

ONとOFFを使い分け、ストレスとうまくつきあおう

便秘や下痢の原因は人によってさまざまですが、自律神経の働きを左右するストレスとも大いに関係しています。ストレスによってぜん動運動が滞って便秘になったり、逆に腸が刺激され過

ぎても便秘や下痢になったりします。ストレス性の病気である**過敏性腸症候群**《かびんせいちょうしょうこうぐん》で、便秘や下痢を交互に繰り返したりする人もいます。

現代人にストレスはつきものですが、**自分なりの発散法を見つけてうまくストレスとつきあい、腸の動きに悪影響を与えないようにしましょう。**女性の場合は、社会人になりたての頃、中間管理職になった頃、更年期などに過敏性腸症候群《かびんせいちょうしょうこうぐん》になる人が多くなります。出産後や子育て中、子どもが巣立ったあと、親や配偶者の介護中もストレスがたまりやすい時期です。生真面目な人、神経質な人はストレスに影響されやすいのでとくに注意しましょう。

ストレスとうまくつきあうにはＯＮとＯＦＦの切り替えをうまくすることがポイントです。ヨガやストレッチ、アロマテラピー、好きな音楽を聴くなど、自分なりのリラックス法を身につければストレスにも強くなります。

第8章

病院はどうやって探すの？

―病院選びのアドバイス―

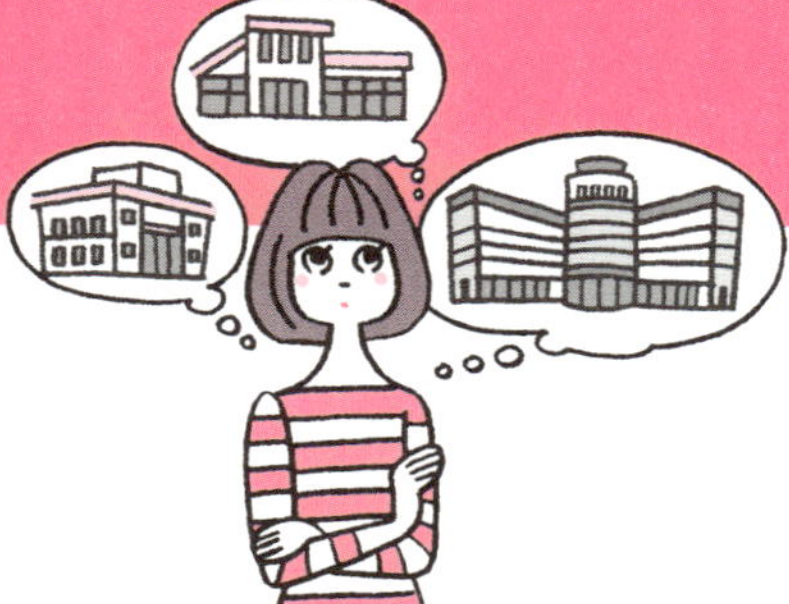

痔を専門とする医師を選ぶのがベスト

セルフケアで治せるものは自分で対処したいけれども、病院で治療するのであれば、よい病院、よい医者にかかりたいと考える人は多いのではないでしょうか。**専門医の一人として言えるのは、痔の治療を受けるのであれば、痔を専門とする医師の治療を受けていただきたいということです。**

というのは、痔かもしれないと思って肛門科や消化器外科、消化器科、外科などへ行っても、痔を専門とする医師が診察してくれるとは限らないからです。厚生労働省の「医師・歯科医師・薬剤師調査」（２０１６年）によると、肛門診療をしている医師は全国に４３５２人もいますが、そのうち肛門外科（肛門科）を専門にしている医師は４４３人しかいません。胃潰瘍《かいよう》や胃がん、大腸の病気を専門にしている医師が、痔も診ているにすぎません。

痔は良性の病気ではあるものの、その治療は専門性が高く、手術をしたほうがいいのかどうかも総合的に判断する必要があります。手術をしなくても治るような患者さんに手術をすすめたり、逆に、手術をしたほうが明らかに生活の質が改善するようなケースでも無理に保存療法で治療し続けようとしたり、「痔はすべて手術をしなくても治る」などと主張する医師も考えものです。

テレビに出ていたり本を書いたりしている**有名医師だからといって、痔の治療が上手とは限りません。**肛門診療を専門的に行う病院は少なく、有名な病院でも痔の治療が得意な医師がいないことが多いのが現状です。

肛門科があって混んでいる病院は評判がいい可能性は高いものの、もしかしたら治療が不適切でなかなか治らない患者が多いから混んでいるだけかもしれません。予約制にするなど、患者さんの待ち時間が短くなるように配慮している病院もありますから、待っている人が多いかどうかがいい病院かどうかを判断する目安にはなりにくい面もあります。

肛門診療を専門にし、患者さんのことを考えて適切な治療を提供する医師を探すのは意外と難しいのです。

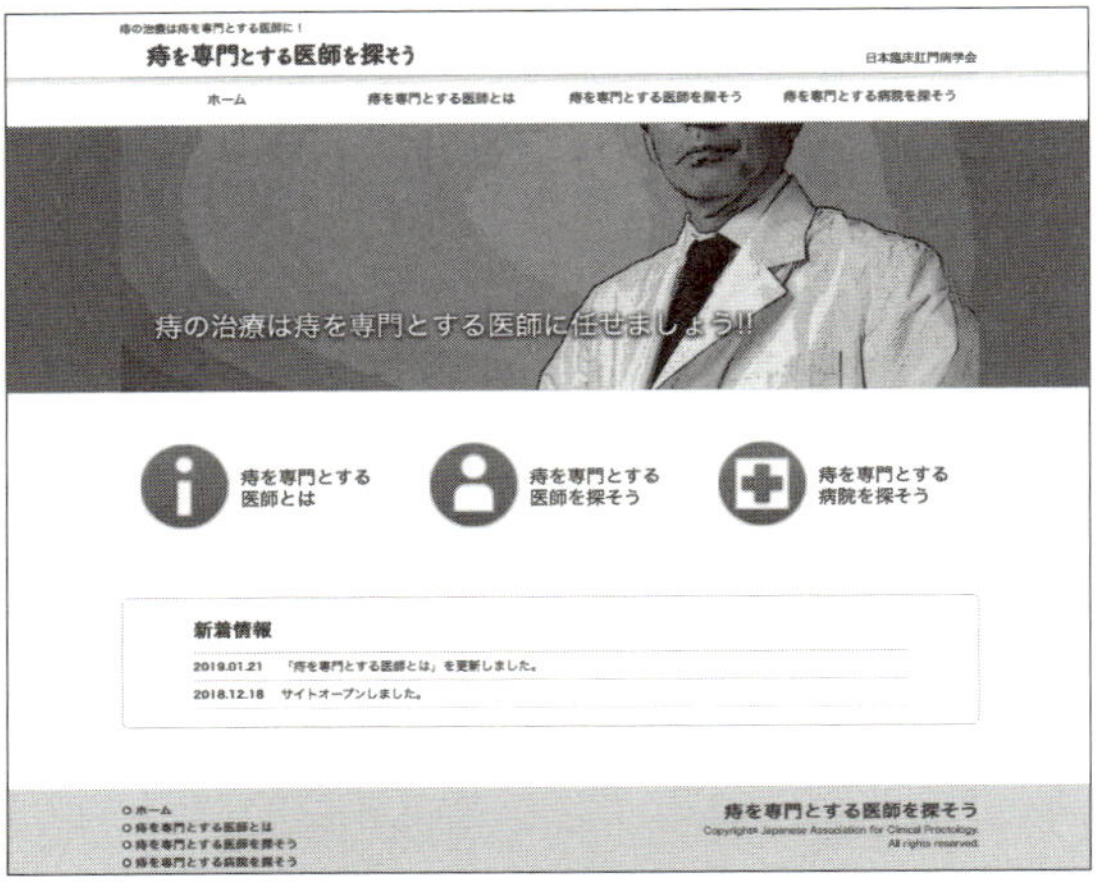

日本臨床肛門病学会のサイト「痔を専門とする医師を探そう」とは

患者さんが病院や医師を選ぶ目安の一つに、「学会が認定する専門医かどうか」があります。今までは、肛門領域の唯一の専門医は日本大腸肛門病学会の「大腸肛門病専門医」でした。大腸肛門病専門医は、内科、外科などが混在した専門医で、たとえば大腸がんの治療を専門にしていて痔の手術など1例もしたことのない医師も含まれています。**痔の診断・治療などを行う肛門領域は、専門性が必要な領域**で、炎症性腸疾患や大腸がんの治療を行いながら片手間でできるものではありません。

肛門疾患の診療のレベルが低下する事態に危機感を

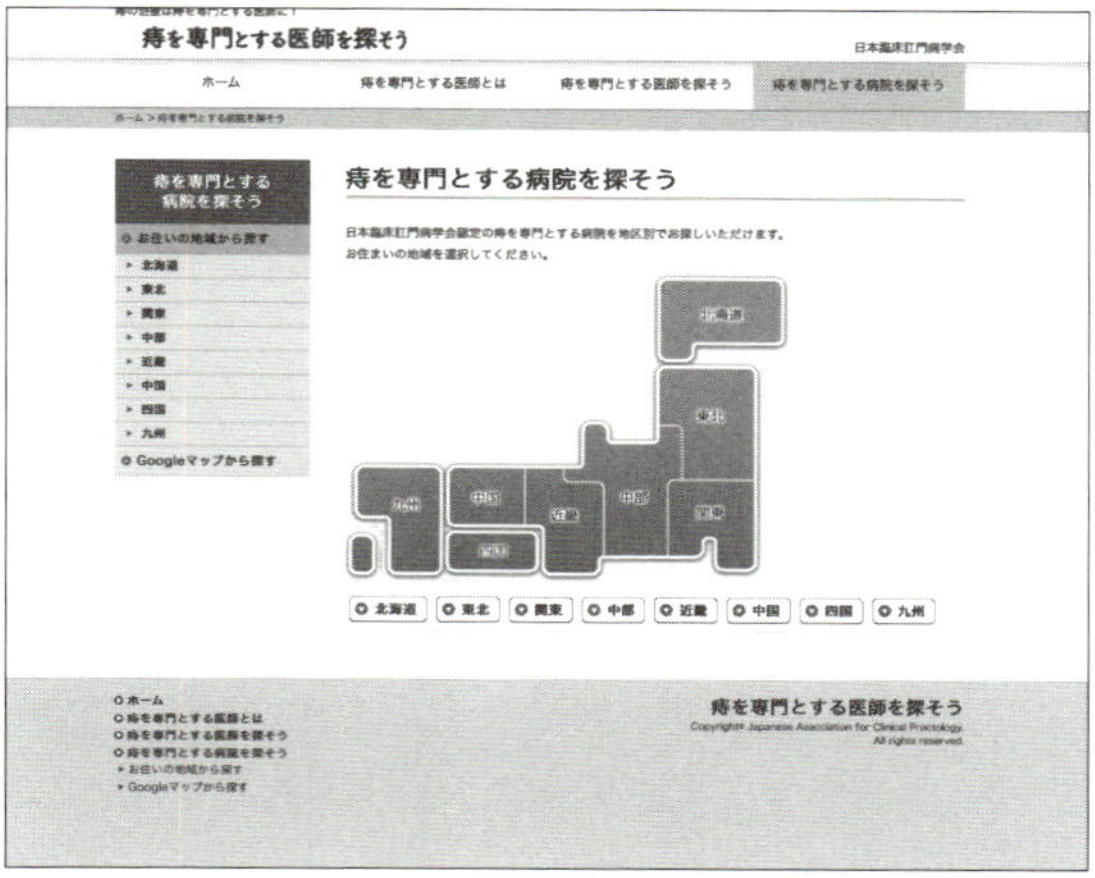

もった肛門専門医が集まって、2016年に「**日本臨床肛門病学会**」を設立しました。肛門疾患の予防や治療の進歩、発展に寄与し、より専門性の高い医師の育成を目指す同学会では、2018年4月から、新たに、**痔を専門とする医師の認定制度である「臨床肛門病認定医」「臨床肛門病技能認定医」「臨床肛門病技能指導医」の認定を開始しました。**ちなみに、私が同学会の初代理事長を務めています。

日本臨床肛門病学会では、ウェブサイト上に「痔を専門とする医師を探そう」というサイトを開設し、医師の診療実績や手術症例数などをもとに審査・認定している認定医の情報を公開しています。認定医、認定施設は、都道府県別に閲覧できます。

痔などの肛門病なら、**日本臨床肛門病学会認定の痔を専門とする医師の診察・治療を受けることをおすすめします**。日本臨床肛門病学会のホームページ内の「痔を専門とする医師を探そう」は、だれでも閲覧してお近くの専門医を探すことができますので、参考にしてください。

日本臨床肛門病学会の「痔を専門とする医師を探そう」

https://jacp-doctor.jp/doctor.html

かかりつけ医に紹介してもらう手も

ただし、日本臨床肛門病学会の認定制度は始まったばかりなので、まだ認定医のいない地域があります。住んでいる都道府県に認定医がいたとしても、かなり遠方に行かなければ認定医がいないということもあるでしょう。痔を専門にしている医師の中には、これから認定医資格を取ろうとしている人もいます。

通える範囲に認定医がいないという場合は、内科や婦人科のかかりつけ医などの**信頼できる医師に、痔の治療に行くならどこがよいのか聞いてみましょう。**医師から評判のよい病院、医師なら確実です。受診に紹介状が必要な病院なら、かかりつけ医に紹介状を書いてもらいましょう。

女性専用外来がある医療機関も

「待合室が男性ばかりだったらどうしよう、恥ずかしくて受診できない」と悩んでいる方は、**女性専用外来を受診する方法もあります。**都市部では、肛門科、肛門外科の女性専用外来を開設している医療機関も増えてきています。普段は男女一緒で、曜日や時間限定で女性限定の外来日を設けているところもあります。女性専用外来では、待合室にいる患者さんはすべて女性です。医師は男性の場合もありますが、女性医師が診るケースもあります。

私の診療所は女性専用外来日は設けていませんが、予約制なのでほかの患者さんとあまり顔を合わせないで済みます。医療機関のホームページを見て、そういった情報を確認してみるとよいでしょう。

何より大事なのは、痔の治療を専門としていて経験が豊富、適切な治療をしてくれる医師かどうかです。また、患者さんと医師とはいっても人間同士ですから、相性が合うかどうかもあるでしょう。

痔とは長いつきあいになる患者さんも多いので、二人三脚で治療にあたってくれる痔の専門医を選びましょう。

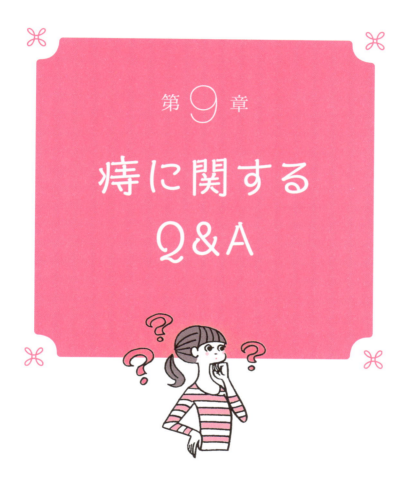

第9章

痔に関する Q&A

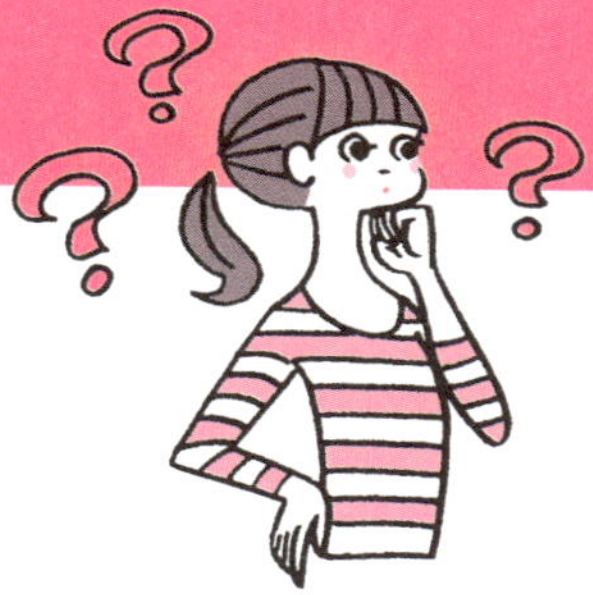

Q 辛い食べものは痔に悪いって本当ですか？

A

本当です。こしょうやとうがらしなどの香辛料は消化されずそのまま排出されるので、**辛いものを大量に食べると肛門が刺激され、痛みや症状が悪化します。**痔の症状がひどいときには、辛い食べものは避けたほうがいいでしょう。激辛料理をしょっちゅう食べている人は要注意です。

ただ、香辛料には食欲を刺激する効果があり、高血圧などで塩分を控えたほうがいい人にとっては香辛料を使うことで塩分摂取が抑えられる面もあります。痔の症状がひどいとき以外は、大量に食べない限り影響は少ないので、それほど気にしなくても大丈夫です。痔の予防のために、わざわざすしをわさび抜きにしたり、うどんに七味とうがらしをかけるのをやめたりするなど、香辛料を避ける必要はありません。

Q アルコールやたばこの影響はありますか？

A

アルコールは適度な量であれば便秘の解消にもなり問題ありませんが、**度を越すと下痢につながったり、痔を悪化させたりします。** お酒を飲むと血行がよくなるから痔にはいいのではないかと思う人もいるかもしれませんが、実はお酒をたくさん飲むと、おしりに血液がうっ血しやすくなります。たしかにアルコール摂取によって動脈が広がり血液の量も増えるのですが、心臓へ血液を戻す静脈は処理能力を超えてしまい、むしろ**おしりの静脈に血液がうっ血しやすくなる**のです。

宴会の途中でトイレへ行ったら、おしりから大量に血が出てびっくりしたという患者さんもいます。痔を抱えているときに深酒は禁物です。アルコールの適量は、日本酒換算で1日1合（180㎖）以下。ビールなら500㎖缶1本、焼酎0・6合（約110㎖）、ワイン4分の1本（約180㎖）

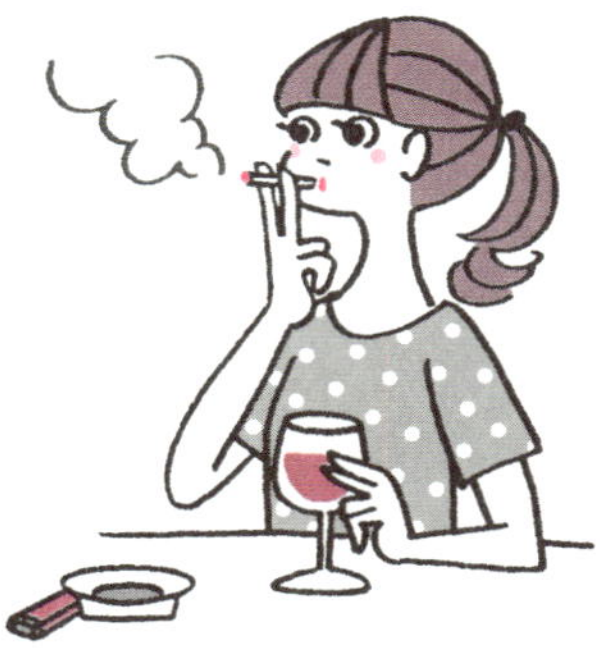

です。女性は男性よりからだが小さいためか、アルコールの影響を受けやすいので注意しましょう。

一方で、喫煙に関してはとくに痔を悪化させるとの報告は今のところありません。たばこに含まれるニコチンには腸を刺激して便をやわらかくする作用があるので、下痢の原因になることがある程度です。ただし、言うまでもなく、**たばこは健康にとって百害あって一利なしです。**痔に影響がないからといって禁煙しなくていいということではないので誤解しないでください。

Q 痔のときにやらないほうがいいスポーツはありますか？

A

はい。**瞬間的に肛門に力を入れていきむことがあるスポーツは痔を悪化させる要因になります。**具体的には、ゴルフ、テニス、野球、サッカーなどのボールゲームや柔道、相撲、ボクシングなどの格闘技です。ゴルフをきっかけに、**嵌頓痔核**《かんとんじかく》を発症したという患者さんもいます。スキー、スケートのようにからだを冷やし、中腰の姿勢が続くようなスポーツも悪化の要因になります。

日頃からからだを動かし全身の血行をよくし、便秘を予防するためにもスポーツは効果的ですが、痔の症状がひどいときには、こういった悪化要因になるスポーツは避けたほうがよいでしょう。ただ、痔のために好きなことができないというのでは、人生は楽しくありません。私自身は、症状がひどくなければ、好きなスポーツをどんどんしてほしいと考えています。

肛門に力を入れていきむことがあるスポーツをしたあとには、**肛門体操**（第7章150ページ）を行って肛門の血行を改善したり、入浴したりしてうっ血を防ぐように心がけましょう。

Q 痔は婦人科では治療できないのでしょうか？

A 腟のかゆみや痛み、肛門から出ているものが子宮であれば婦人科の担当ですが、**痔に関しては一般的には婦人科では治療できません**。痔かもしれないと思ったときには、痔を専門とする医師のいる医療機関を受診することをおすすめします（第8章参照）。婦人科でかかりつけ医がいるのであれば、その先生に痔を専門にする医師を紹介してもらってもいいでしょう。

ただし、おしりから何か臓器のようなものが出ているときには**子宮脱**《しきゅうだつ》である可能性もあります。肛門から何かが出ていて気になっているという場合には、婦人科を受診して、脱出しているのが子宮なのか、痔やそれ以外の臓器なのか診てもらってもいいと思います。

Q 生理中に受診しても大丈夫ですか？

A

もちろん大丈夫です。痔の診察は、症状がひどいときに受けるのが一番です。**生理中でも、そうでないときと同じように診察できます**ので、がまんせずに肛門科を受診してください。痔の手術は、生理中でも実施できます。

生理中は、骨盤内の血液量が増加するため、痔の症状が悪化しやすい傾向があります。肛門科の受診予約をしていて、予定外に生理が来てしまったというときにも、予約を変更する必要はありません。生理痛がひどくて受診できそうにもないというときにはそのことを医師に伝え、どうするか相談しましょう。

Q

大きな病院へ行くメリット・デメリットを教えてください。

A

痔の治療を専門にしている医療機関には、たくさんの患者さんが入院できる大病院もあれば、入院施設のない診療所、クリニックもあります。

まず知っておいていただきたいのは、**大病院だからといって、痔の治療を専門にしている医師がいるとは限らない**ということです。とくに大学病院などは、大腸肛門疾患を担当する科でも、大腸がん、炎症性腸疾患などを専門にする医師が多く、痔を専門にする医師はほとんどいないのが実情です。痔に限っていえば、大きな病院に行けば最高の治療が受けられるというわけでもないのです。

大病院の中にも、私がかつて勤めていた社会保険中央総合病院（現・ＪＣＨＯ東京山手メディカルセンター）のように、肛門疾患に力を入れている病院も全国にいくつかあります。痔を専門とする医療機関の中で、**大病院へ行くメリットは、診察から検査、保存療法、簡便な手術、入院が必要になる手術も含め、一環して受診できるところです。**

デメリットは、受診までの待ち期間、待ち時間が長くなりやすいこと、それほど重症ではないときに気軽に受診しにくいことです。また、JCHO東京山手メディカルセンターもそうですが、大病院は原則的に、紹介状がなければ初診の際に医療費とは別に初診時選定療養費（5000円程度、金額は病院によって異なる）が必要なことがあるのもデメリットといえるかもしれません。

入院施設がない診療所やクリニックは、紹介状を持参する必要もなく、気軽に受診しやすい面があります。痔の治療では手術が必要ないことがほとんどですし、入院治療が必要なときには専門病院へ紹介します。

Q 痔は遺伝しますか？

A 遺伝病ではないので、遺伝を心配する必要はありません。親も子どもも痔に悩んでいるようなら、遺伝したからではなく、生活習慣が似ているからです。毎日の食事に食物繊維が不足していて、親子で便秘がちのようならそろって生活を改善しましょう。

家族で、痔になりにくい排便習慣、食生活を身につけることを心がけてください。

Q 数年前から肛門の近くにいぼのようなものができています。痛くもかゆくもないのですが、治療の必要はありますか。また、保険診療により手術で取り除くことは可能でしょうか？

A 痔は、普通は命を脅かすことはない良性疾患です（まれに痔ろうががん化することがあります）。肛門の近くにあるいぼのようなものは、**裂肛《れっこう》**のあとにできた**見張りいぼ**や**肛門ポリープ**である可能性はありますが、痛みやかゆみなどの症状がなく、肛門も狭くなっていないのであれば大丈夫ではないかと考えられます。裂肛《れっこう》によってできた肛門ポリープだったとしても、いわゆる大腸がんの前がん病変であるポリープとは性質が異なり、がん化することはありません。

ただ、本当に**見張りいぼや肛門ポリープなのかは診察してみないとわかりません**。心配なら、一度、肛門科を受診してみたほうがいいでしょう。手術で取り除いたほうがよい状態なら、保険診療で治療できます。

症状がなく、とくに取り除く必要がないのに、美容的に取り除きたいというときには、保険診療では手術ができない可能性もあります。

Q 数年来、肛門から痔核のようなものが出ています。とくに生活に支障はありませんが、このままにしていても大丈夫でしょうか？

A **痔核《じかく》**が脱出していても、本人が気にならないのであれば無理に手術をする必要はありません。長い間、痔核《じかく》が脱出していてそれが線維化すると、出血や痛みなどの症状が出なくなることがあります。

ただ、放置していても問題ないのは、それが痔核《じかく》だと診断されている場合です。**痔核《じかく》だと思い込んでいたら、前がん病変のポリープが肛門や直腸にできていたということもあります。**一度は肛門科できちんと診察を受け、そうでないことを確認してもらうことが必要です。

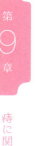

Q 現在、妊娠4カ月です。以前から痔核がありますが、妊娠中に市販薬を使っても大丈夫ですか？

A

痔核《じかく》をもっている人は、**妊娠・出産によって症状が悪化しやすい**ので、妊娠中から治療をしておくことが重要です。たしかに妊娠中は使えない薬もありますが、妊娠3カ月以降であれば、市販の外用薬を使っても胎児に影響はないとされています。

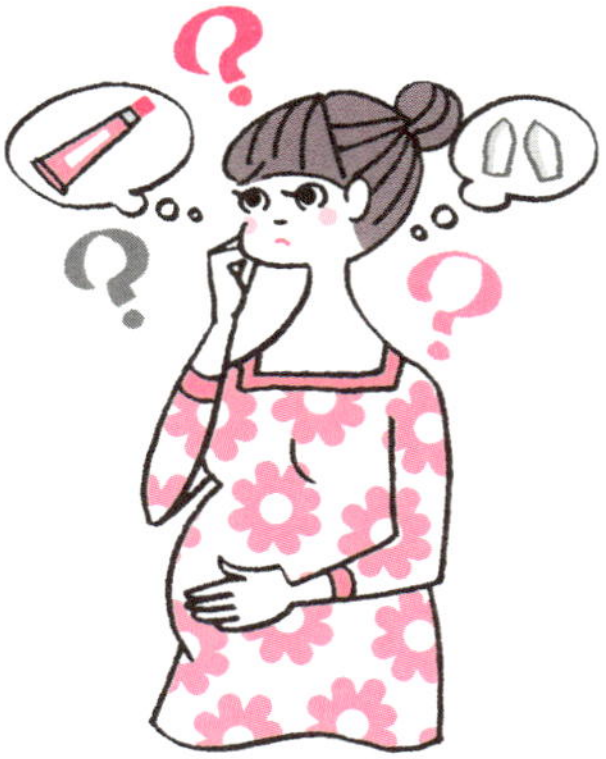

妊娠中は、便秘になりやすいので、市販薬で治療するだけではなく、水分や食物繊維を多めにとるよう心がけたり、ウォーキングやヨガなど適度な運動を続けたりするなど、便秘を予防する生活を心がけてください。とくに、妊娠6カ月以降、おなかが大きくなると肛門がうっ血しやすく、**血栓性外**《けっせんせいがい》**痔核**《じかく》や**嵌頓**《かんとん》**痔核**《じかく》になって強い痛みが生じることもあります。いつも以上にゆっくりと入浴して、肛門周囲の血行をよくし、痔になりにく

い生活をするようにしましょう。

Q 毎日排便しないと気が済まず、市販の下剤や浣腸が手放せません。下剤と浣腸ではどちらが安全なのでしょうか。

A

便秘とは、排出すべき便を十分かつ快適に排出できない状態のことです。排便回数は1日に2回でも、3日に1回でも、スムーズに出ていれば問題はありません。**毎日、薬を使って無理に出す必要はないのです。**

下剤や浣腸《かんちょう》により排便する習慣をつけてしまうと、自然の便意が失われ、次第に、下剤やかん腸を使わずには排便できなくなってしまいます。浣腸は、年配の女性などで、腹筋が弱くて直腸まで来ている便が押し出せないというときに一時的に使う分にはかまいませんが、直腸の粘膜を強く刺激し、また傷つけやすいので、日常的に使うべきではありません。

便秘は、食生活の改善、運動習慣をつけることなどで解消するようにしてください。いきなり下剤の使用をやめるのは難しいかもしれませんが、食物繊維の多い食事をとるようにしながら薬を減らし、自然な排便を目指しましょう。

市販薬ではありませんが、慢性的な便秘を改善する薬も出ています。生活習慣を改善しても便秘が解消しないようなら、肛門科や内科で、そういった慢性便秘の薬が使えないか相談してみましょう。

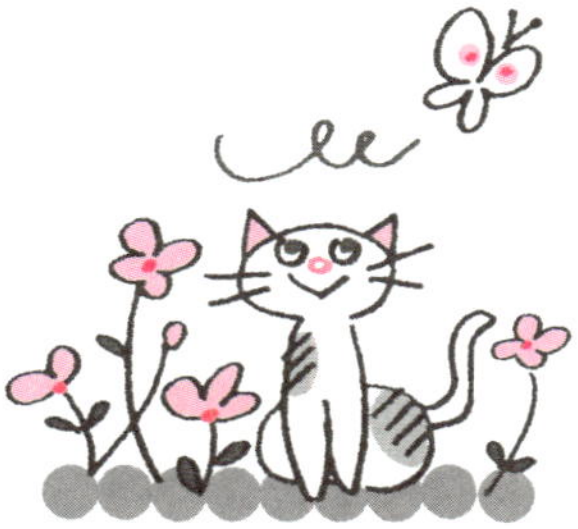

Q 職場には温水洗浄機能付き便座がありません。外出先で、排便後におしりをきれいに洗う方法はありますか？

A

簡易型のおしり洗浄器や携帯用の肛門洗浄剤が販売されています。職場や外出先、旅先では、そういったものを使ってみるとよいでしょう。出先で温水洗浄便座があっても清潔かどうかわからず使いたくないという人も、携帯用おしり洗浄器などを持ち歩けばどこでも洗浄が可能です。肛門洗浄剤は、トイレットペーパーに吹きつけて拭き取るタイプや、シャワータイプのものが販売されています。やわらかいガーゼを持ち歩きお湯や水で濡らして拭くだけでも、トイレットペーパーで拭くだけよりも清潔が保たれます。

出先で携帯用おしり洗浄器を使ったときでも、濡れたままにすればかぶれや湿疹《しっしん》になり

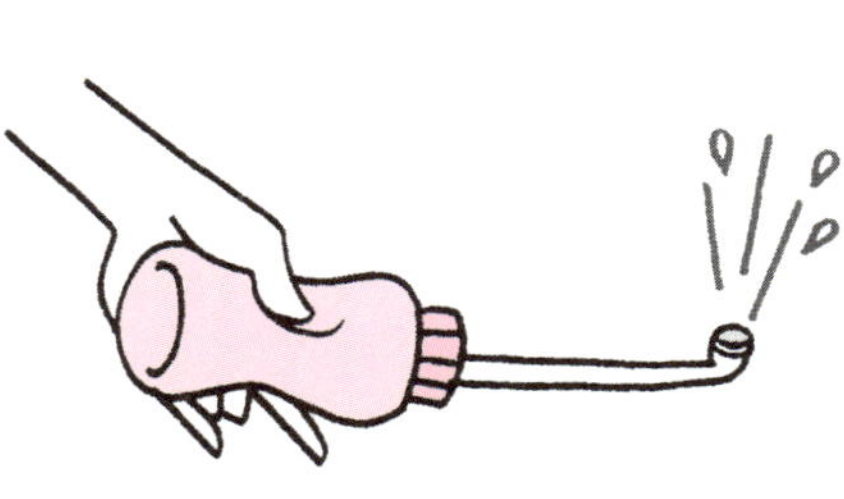

やすくなります。家で排便したときと同じように、最後は乾いたガーゼやタオルで軽く押すように拭き取ることを忘れないようにしてください。

おわりに

本書を読んでいただいた女性の皆さん、痔にならないためには、スムーズなお通じがいかに大事かということをわかっていただけたかと思います。無理なダイエットや食物繊維の少ない食事は、便秘のもとです。そして、便秘を解消するために日常的に飲んでいる市販の刺激性便秘薬も、結局は痔につながってしまうこともおわかりいただけたでしょう。

痔の発症に大きな関わりのある便秘や下痢は、あまりにもデリケートで女性が日頃あまり口にすることができない問題です。ですから、親しい人にも相談できず、おしりの状態を悪化させることになりがちです。

おしりの健康を保つには、第一に定期的な排便習慣をつけることです。そして、痔の症状が出てしまった場合は、初期なら市販の痔の薬を使ってみるとともに、お風呂に入って血行をよくしたり、適度な運動をしたりするなどして、症状の改善を図ってください。それでも悪化してしまったときには、思いきって痔を専門とする医師の診察を受けましょう。

何度も書いたとおり、痔を専門とする病院やクリニックは、怖いところでもありませんし、恥ずかしがる必要はまったくありません。風邪を診てもらうのと同じくらいの感覚でドアをたたいていただきたいと思います。

2016年に肛門科のスペシャリストが集まって日本臨床肛門病学会を立ち上げました。同学会では、ウェブサイト上に「痔を専門とする医師を探そう」というサイトを開設しています。たとえば東北・九州などお住まいの地区をクリックすると、登録されている医師が都道府県別に表示されます。登録医師は、すべて当学会によって審査・認定された医師ですので、安心して受診することができるでしょう。ぜひご活用ください。

この本を読んだすべての女性がおしりのストレスから解放され、QOL（生活の質）の高い日々を送られることを願っています。

2019年4月

岩垂純一

著者プロフィール

岩垂 純一（いわだれ・じゅんいち）

岩垂純一診療所所長
1947年生まれ。1973年群馬大学医学部卒。2006年、およそ30年勤めた社会保険中央総合病院（現・JCHO東京山手メディカルセンター）大腸肛門病センターを辞し、東京・銀座に完全予約制の肛門科専門のクリニックを開設。質の高い痔・肛門の診療と治療を提供する。日本臨床肛門病学会理事長、日本大腸肛門病学会指導医・専門医、内痔核治療法研究会元代表世話人。著書に『痔と上手につきあう本 健康ライブラリー』（講談社）、『痔のお医者さん』（保健同人社）、『もう痔で悩まない、かくさない―最新・痔の疾患の予防と治療』（木馬書館）ほか多数。

岩垂純一診療所
東京都中央区銀座6-6-1 銀座風月堂ビル7F
Tel:03-5568-7721
https://www.iwadare.jp

staff

デザイン・DTP・装丁　加賀谷真志（株式会社デック C.C.）
ライター　福島安紀
イラスト　青山京子
制作　松本紀子・吉田 香（オフィス朔）
校正　長谷川聡美
編集　永田一周

女性《じょせい》のためのおしり読本《どくほん》 ― 痔《じ》のセルフケアから治療《ちりょう》まで ―

2019年6月10日 初版発行

著者　岩垂純一
発行者　松永 努
発行所　株式会社時事通信出版局
発売　株式会社時事通信社
〒104-8178　東京都中央区銀座5-15-8
TEL:03-5565-2155　https://bookpub.jiji.com
印刷・製本　株式会社太平印刷社

ISBN978-4-7887-1616-2 C0077 Printed In Japan